U0741525

民国名中医临证教学讲义选粹丛书

恽铁樵临证医案讲义

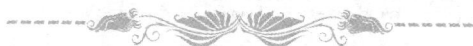

孟凡红　杨建宇　李莎莎　**主编**

中国医药科技出版社

图书在版编目（CIP）数据

恽铁樵临证医案讲义/孟凡红，杨建宇，李莎莎主编 . —北京：中国医药科技出版社，2017.5

（民国名中医临证教学讲义选粹丛书）

ISBN 978 - 7 - 5067 - 9058 - 1

I. ①恽… II. ①孟… ②杨… ③李… III. ①中医临床 - 医案 - 中国 - 民国 IV. ①R249. 6

中国版本图书馆 CIP 数据核字（2017）第 033831 号

美术编辑　陈君杞
版式设计　麦和文化

出版　中国医药科技出版社
地址　北京市海淀区文慧园北路甲 22 号
邮编　100082
电话　发行：010 - 62227427　邮购：010 - 62236938
网址　www. cmstp. com
规格　889 × 1194mm $^1/_{32}$
印张　12 $^5/_8$
字数　199 千字
版次　2017 年 5 第 1 版
印次　2017 年 5 月第 1 次印刷
印刷　三河市航远印刷有限公司
经销　全国各地新华书店
书号　ISBN 978 - 7 - 5067 - 9058 - 1
定价　33. 00 元

民国名中医临证教学讲义选粹丛书
编委会

　　近年来，关于中医药高等教育改革问题的讨论比较多，不但涉及中医药高等教育模式改革问题，而且涉及中医药高等教育教材创新问题。新中国成立以来，自从吕老（原卫生部中医司第一任司长吕炳奎主任中医师）组织编辑我国第一套中医药高等教育教材以来，中医药高等教育教材先后做了一些创新和适度修订。上个世纪80年代，又是在吕老的倡导、指导、组织下，由光明中医函授大学编辑了我国第一套中医药高等教育函授教材。此后，中医药高等教育函授教材和自学教材陆续出版了不少。但是，总体来讲，大家对目前的中医药高等教育教材并不是十分满意，已引起了广泛的关注。因此，中医药高等教育教材的改革创新是目前全国中医药教育的重点研究课题之一。

　　中国中医科学院和光明中医杂志社等单位的教学和研究人员联合选辑点校民国时期中医教学讲义，是利国利民、振兴中医之举！正当大家努力探索中医药高等教育教材创新之时，选辑点校民国时期中医教学讲义，这是"以史为鉴"之举，是继承创新之必需！这必将对中医药高等教育教材改革有新的启迪。

　　"创新"是时代的最强音，也是科技界尤其是中医界近来最为关注的"词语"。然而，没有继承的创新，必然是无源之水，无本之木。只有坚持在继承基础上创新，才能求得新的发展，整理出版民国时期中医教学讲义，必将有助于当前中医药高等教育教材的创新和发展。对中医界来讲，这次选辑、点校出版民国时期中医教学讲义，是新中国成立以来的第一次重大创举！是实实在在的在继承基础上的"创新"！

民国时期中医教学讲义有不少，我们这一代有很多老大夫在初学中医时读的就是这些教材（讲义），这些讲义和现代中医药教育教材相比较，最大的特点是——重实用、重经典，但又决不泥古，并且及时把握最新科研成果，把临床病案直接纳入教材，而且学习模式大多是边读书学习，边跟师实践。这次重新校辑这些讲义，不但可以给全国中医药高等教育教材改革提供参考，而且也给全国中医药高校教师提供新的教学参考书，也给中医药院校的在校生及社会自学人员提供新的学习辅导用书。同时，对临床医师有重要的临床指导意义，无疑，也是临床中医师继续教育的参考用书。换言之，民国时期中医教学讲义精选的出版，必会有大量的读者群，必将给中医界提供一套实用的教学和临床参考用书。

这套教材选辑了"铁樵函授医学讲义""承淡安针灸学讲义""秦伯未国医讲义""兰溪中医专门学校讲义"和"伯坛中医专科学校讲义"5部分，当然这并不是民国时期中医教学讲义的全部，但是，这是"精华"，这是见微知著，窥"斑"知"豹"。因此，这次能再版这些讲义教材，实属不易，这是科研人员和出版人员的心血和汗水的结晶！

民国时期中医教学讲义的选辑点校出版，是诸多民国时期讲义第一次从图书馆阁楼书架上走下来，与现代中医学子、广大师生和医务工作者见面，肯定会得到广泛的欢迎和喜爱。我相信，今后会有更多的民国时期中医教学讲义陆续再版。这次开拓创新之举，必将对中医教材改革起到促进作用，对中医学术发展起到推动作用，必将有助于中医药学的再创辉煌！

中国工程院院士

程莘农

2012年5月于北京

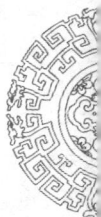

余　序

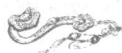

　　中国中医科学院和光明中医杂志社等单位的相关专家，他们合作纂辑点校了《民国名中医临证教学讲义选粹丛书》，我在展阅后不胜欣悦。此选辑刊行是对以儒学奠基的中华传统医药文化领域一项新的贡献。

　　在中医药学传承、发展的历史长河中，民国时期处于"西学东渐"益趋鲜明、旺盛的岁月。当时全国的中医院校当然不能与新中国成立后相比，但名医名著亦较为昭著、丰富，而医药教学则以"师带徒""父传子女"作为"主旋律"，但在一些较大的城市或某些地区，也创办了若干中医院校。回忆在上世纪三四十年代，我在上海读中小学阶段，市内有中国医学院、新中医医学院、上海中医专科学校、中国医学专修馆等校；在此以前的民国前期，上海有丁甘仁先生主办的"上海中医专门学校"，在当时是卓有影响的中医名校，培育了众多的后继杰出人才，该校前辈们所编撰的教学讲义，惜已流散失传殆尽。先师秦伯未先生是丁甘仁先生的高足，他从事中医教学数十年，早年成立"秦氏同学会"，自编了多种中医教材，传世者几希。现《民国名中医临证教学讲义选粹丛书》的编者们，能从多种渠道探索授求，并予选辑、校释，可谓是对我国优秀传统文化传承的历史性贡献，因为它反映了这段历史时期的中医教学讲义不同于今古的学术内涵和教学风格。

中华人民共和国成立后，中医的临床、教学渐趋正规。1955年，原卫生部组建了中医研究院（现中国中医科学院），组织专家们主编了九种中医教材，江苏省中医进修学校也编纂了多种中医教材。1956年，我国部分地区建立了中医高等院校，在原卫生部中医司首任司长吕炳奎同志的倡导下，组织各院校编写了基础与临床的各科教材，经过多次审订、修改，产生了全国中医高校统一应用的多种教学讲义，并在数十年中多次修订、改版，教学内容趋于系统、全面而丰盈。当然也存在一些不同的看法，但鄙见认为：不同历史时期的中医教学课本内容仍有相互交流、取长补短的学术价值。民国时期的教学讲义，其中的"重经典、重临床"以及部分教材中的中西医学术融会，是其主要学术特色，也是它所展示具有重要参阅价值的学术平台，值得予以深入研究。

我在阅习了《民国名中医临证教学讲义选粹丛书》后，为编者们的精心纂辑和出版社同仁们的慧眼相识通力协作，感触良深，并殊多欣慰，遂漫笔以为序。

中国中医科学院

余瀛鳌

2016 年 12 月

总 前 言

　　民国时期（1911—1949）是中医学发展独特的、多难的时期，然而，由于人为地分类，民国时期的中医典籍未被划到古医籍中，故而不被列入中医古籍整理出版之列。因此，民国时期的许多中医著作一直没能与广大读者见面，尤其是民国时期中医教学讲义。随着许多老前辈、老中医的退休、仙逝，很有可能就被淹没。现在，中医学教学模式、中医学教材的改革被提到当前中医教育改革重要的议事日程，此时此刻，选辑点校整理出版民国时期中医教学讲义，一可填补民国时期中医书籍讲义类出版之空白，二可为当前中医教改和教材编写提供参考、启迪思路。这也是这次选辑民国时期中医教学讲义的意义所在！

　　民国初期，由于当时的北洋政府将中医教育在整个国家教育体系中漏列，导致中医界的奋起抗争，中医界有志之士积极筹办中医学校，以期既成事实，希望当时的政府承认中医教育的合法性。由此，服务于学校面授及函授教育的教材就应运而生了。然而，由于历经国内战乱和抗日战争，再加之印刷技术的局限和信息交通不便，使许多优秀的中医学讲义未能幸存。本次我们收集了恽铁樵全部医学教学讲义、秦伯未国医讲义、承淡安针灸学

1

讲义，以及张山雷和陈伯坛编著的部分中医教材讲义进行点校整理以类汇编，共收讲义39种，按类分为15个分册，以期尽可能地反映当时中医药教学的情况。这些讲义分属中医基础理论、针灸学、内科学、中医经典类、临床类等，还有充分体现衷中参西的内容。

2006年，我们就开始了对民国时期中医药文献的现存状况进行调研，并对文献整理和保护加以研究，提出"民国中医药文献抢救整理的思路及设想"，论文发表于中国科技核心期刊《中国中医药信息杂志》2006年第11期，引起同行专家的关注。在众多医史文献专家的支持、指导、帮助下，我们开始了民国时期中医教学讲义的收集、整理工作。近几年间，由于工作繁忙，收集、点校整理工作在艰难地持续地缓慢进行着，我们始终坚持着，为了中医梦，不抛弃，不放弃！天道酬勤，柳暗花明，我们的工作终于得到中国中医科学院中医药信息研究所领导的重视，使我们更有了干劲，信心更足，从而促成本套丛书得以顺利面世。

本套丛书是中国中医科学院自主选题研究项目"民国中医药教材调研及代表性教材整理研究"（项目编号：ZZ070326）成果之一，在此衷心感谢中国中医科学院中医药信息研究所领导对本项目的支持；感谢众多医史文献、教育、临床专家的悉心指导；感谢全国各地图书馆对我们工作资料收集等方面的帮助。同时，对各位参与丛书点校、整理和研究的工作者的辛勤劳动、无私奉献精神和干劲，表示敬佩和谢意！对中国医药科技出版社的鼎力出版，表示感动、感激和感谢！

最后还是要说明一下，本丛书仅是民国时期优秀中医讲义的"豹斑"而已，还需要我们继续努力，收集、整理、点校、出版更多更好的民国时期名中医教学讲义，以飨读者。毋庸讳言，本丛书中或许存在着这样那样的不足和疏漏，恳请各位专家、同仁、广大读者批评指正，以求修订和完善！为了实现美好的中医梦而共同努力！共同进步！

《恽铁樵临证基础讲义》
　　《脉学讲义》
　　《十二经穴病候摄要》
　　《医学入门》
　　《病理概论》
　　《病理各论》
　　《神经系病理治要》
《恽铁樵医学史讲义》
　　《医学史》
　　《医家常识》
《恽铁樵内经讲义》
　　《内经讲义》
　　《群经见智录》
　　《课艺选刊》
　　《答问汇编》
《恽铁樵伤寒论讲义》（上）
　　《伤寒论讲义》

《恽铁樵伤寒论讲义》（下）
　　《伤寒广要》
《恽铁樵金匮要略讲义》
　　《金匮要略辑义》
　　《金匮翼方选按》
　　《金匮方论》
《恽铁樵温病讲义》
　　《温病明理》
　　《热病讲义》
　　　　附：《热病简明治法》
　　《章太炎先生霍乱论》
　　《霍乱新论》
　　《梅疮见垣录》
《恽铁樵临证各科与药学讲义》
　　《杂病讲义》
　　《妇科大略》
　　《幼科讲义》

《药物学讲义》　　　　　《妇科学讲义》
《验方新按》　　　　　　《幼科讲义》
《恽铁樵临证医案讲义》　**《张山雷脉学讲义》**
《药盦医案》　　　　　　《脉学正义》
《临证笔记》　　　　　　**《张山雷中风讲义》**
《秦伯未国医基础讲义》　《中风斠诠》
《生理学讲义》　　　　　**《陈伯坛金匮要略讲义》**
《诊断学讲义》　　　　　《读过金匮论》
《药物学讲义》　　　　　**《承淡安中国针灸学讲义》**
《秦伯未国医临证讲义》　《中国针灸学讲义》
《内科学讲义》

编者

2016 年 12 月

于北京·中国中医科学院

整理凡例

一、原书系繁体字本，今统一使用简体字；通假字或异体字径改，如"藏府"一律改为"脏腑"，"纖微"均改为"纤维"。

二、原书系竖排本，现易为横排本，依照惯例，书中的"右"或"左"字，径改为"上"或"下"字，不出注。

三、正文按内容分段，并按现代汉语规范进行标点断句。

四、本书以点校为主，凡书中明显刊刻错误，予以径改，不出注。如：本与末，已与己，岐与歧，大与太，佗与陀，臀与臂，隔与膈，温与湿，热与熟，炮与泡，等等。对个别疑难字词酌加注释。校注及注释均采用页下注形式。

五、原底本中的双行小字，今统一改为单行，字号较正文小一号。

六、原书中的医学名词，有与现代不一致处，仍依其旧，保留原貌。如白血球、阿司匹灵等。

七、原书药名错误径改，不出注。如芫花（误为"莞花"），辛夷（误为"辛黄"），蒺藜（误为"夕利"）等。

八、原文所提及的书名一律加书名号。书名为简称时，为保持原貌，不作改动。个别比较生僻、容易产生歧义的加注说明。

九、为方便读者查阅，原书有目录的照录，补上序号；原目录与正文不一致者，则依照正文改正；原书无目录的，依据正文补上序号和目录。

十、书中的一些观点与提法，有的带有明显的时代局限性，但为保持原著的完整性，本次均不作删改，希望读者研读时有分析地加以取舍。

十一、本丛书的整理和点校严格按照古籍整理原则进行，尊重历史，忠实原著，除上述说明外，凡改动之处，均出注说明。

本 册 总 目 录

药 盦 医 案

恽铁樵 著

郎 朗 孟凡红 杨建宇 整理

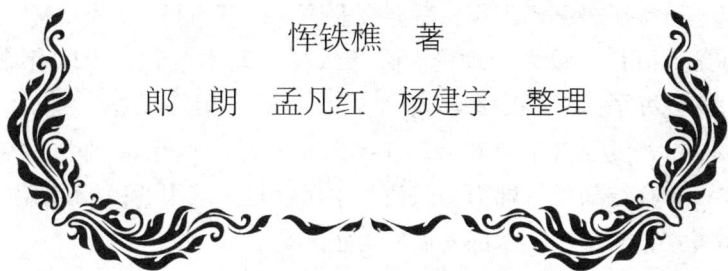

内 容 提 要

恽铁樵（1878—1935），名树珏，字铁樵，别号冷风、焦木、黄山，江苏省武进人，是近代具有创新思想的著名中医学家。早年从事编译工作，后弃文业医，从事内科、儿科，对儿科尤为擅长，致力于理论、临床研究和人才培养。1925 年在上海创办了"铁樵中医函授学校"，1933 年复办铁樵函授医学事务所，受业者千余人。著有《群经见智录》等 24 部医学著作，有独特新见，竭力主张西为中用，是中国中西医汇通派代表医家，对中医学术的发展有一定影响。

本书系"铁樵函授中医学校"培训教材之一，共分为 10 期，内容为恽铁樵生平临证之验案。所集病案包括伤寒、温病、妇儿各科，但内容未经过分类整理，分散记录于各期内。书中记录了大量危重疾病的诊治经过，无论成功与失败均详细记录，以供临床参考借鉴。此外，书中多次应用成方，如二妙丸、逍遥丸、安宫牛黄丸等，对指导今天中成药的临床应用亦有借鉴作用。该书成书时期，西方医学已经传入我国，并开始为国人所接受，中医亦历经存废之争，故书中亦有不少病例有经西医诊疗，反映了该时期医学的发展特点，也为现代中医临床提供了宝贵经验。

本书依据《铁樵函授中医讲义十七种》1924 年铅印本进行点校整理。

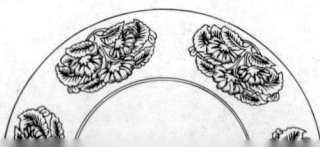

目录①

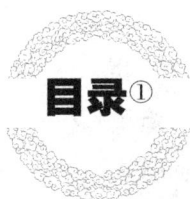

---

① 原书无目录，为方便查阅，整理者根据内容编制了此目录。

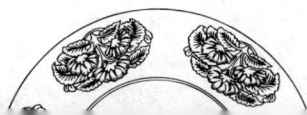

第一期

恽铁樵　著

流火、温病①

李小姐　慕尔鸣路　民廿一年十月一日　初诊

先是右脚流火为患，乍发乍愈，亘四十日，现在寒热如疟，先冷后热，发作有定时，高热炙手而退不清，口苦不引饮，舌有湿象，脉洪滑，当先除其热，症情是伏暑秋邪，因治流火之故，热不退而延日。

白薇一钱　淡芩一钱　梗通八分　知母一钱　秦艽一钱五分　茅术三分　竹茹一钱五分　茯神三钱　松节三分　炙姜蚕②一钱五分　生石膏一钱五分　赤白苓各三钱

李小姐　十月三日　二诊

壮热弛张如疟，而热型无定。舌色见虚象，脚趺以下肿甚，亦痛甚，手不可近，最劣者在神色不安详，既不可汗，亦不任苦寒，却又不可补，稍为难治。

---

①　本书中所有医案前的病名，均为整理者为了查阅方便根据医案内容增加的。

②　姜蚕：即僵蚕。

白薇一钱　细生地三钱　生石膏一钱五分　乳香炙去油，三分　知母一钱　钗斛三钱　炙姜蚕一钱五分　茯苓三钱　茯神三钱　川贝三钱　炒黑荆芥五分

另用鲜金丝荷叶捣烂敷痛处。

李小姐　十月四日　三诊

脚肿与热均未全退，神气较安详，脉亦较好，所虑者是再发热，须严谨忌荤腥。

赤白苓各三钱　苡仁四钱　炙姜蚕一钱　茅根去心，三钱　梗通八分　钗斛三钱　茯神三钱　焦谷芽三钱　川贝三钱　枣仁炒，三钱　橘叶三钱　生石膏一钱五分　白薇一钱　炙乳香去油，二分

李小姐　十月五日　四诊

脉已缓和，舌苔不匀，胃中有客热，虽思食，并非正当胃口，当节食为是，恐其食复，致费周折。脚趾丫水泡，乃湿邪出路，不为劣，可用针挑破，令出水乃佳。溲少宜分利。

细生地四钱　赤白苓各三钱　淡芩一钱　炙乳香去油，二分　木通一钱　橘叶三钱　竹茹一钱五分　茅根去心，三钱　钗斛三钱　茯神三钱　枣仁炒，三钱　归身三钱　六一散包，三钱

李小姐　十月八日　五诊

色脉都平正，热亦退，是内病已无问题。趾丫出

脓亦好，是余邪出路，胫股肿尚未全退，大约还须时日，故五日内仍须忌口。

怀膝一钱五分　茅根去心，三钱　细生地三钱　炙姜蚕一钱五分　归身三钱　橘叶三钱　茯苓神各三钱　赤芍一钱五分　羌活五分　桑枝三钱　钗斛三钱

李小姐　十月十二日　六诊

诸恙均瘥。见咳嗽是新凉感冒。趾丫之脓是出路，不可强止，三数日后自除。

当归身三钱　象川贝各三钱　炙草六分　桑枝三钱　大生地四钱　橘红络各一钱　木瓜三钱　橘叶三钱　杏仁三钱　赤白苓各三钱

另服两仪膏一斤，早晚各一羹匙，开水冲食，远服。

产后病

俞奶奶（小西门）　民廿一年十月五日　初诊

产后两个半月，病二十日，寒热起伏迄未退，环唇色枯，舌绛边黑，呼吸短促而鼻扇，掌热甚，小腹痛，不能寐，此为蓐劳，冲任有瘀，肺气管炎肿，脉虽未败，肺坏唇枯，即是败象，凶多吉少，奈何？

炙紫菀一钱　青蒿一钱　川贝三钱　延胡炒，八分　炙

鳖甲二钱　归身三钱　白薇一钱　炒川连三分　川楝肉炒，八分　炙桑皮一钱　钗斛三钱

俞奶奶　十月七日　二诊

气急鼻扇较前日更甚，昨晚有大汗，此均不妥当。脉象、环唇色泽及舌色均较前日为佳，颈项以下连及胸际均见白痦，痦虽不算好，毕竟因此有路可循，惟气急鼻扇，无办法。此时见急性肺病犯忌也。

麦冬三钱　钗斛三钱　杏仁三钱　人参须另煎冲，二钱　五味子九粒　细生地三钱　橘络一钱　炙紫菀一钱　归身三钱　川贝三钱　炙苏子三钱

俞奶奶　十月九日　改方

据述病情如前，仍气急汗多，鼻尖面部均冷，神气则清楚，病人自言热甚。温清补，无一而可，拟《外台》獭肝散。

炙紫菀一钱　炙款冬一钱　川贝三钱　杏仁三钱　炙桑皮一钱　橘络一钱五分　归身三钱　钗斛三钱　獭肝研冲，二分，勿见火

十月十日再改方去款冬、桑皮，加龙骨三钱、牡蛎三钱、茯神三钱、五味子九粒、人参须一钱五分。

俞奶奶　十月十一日　三诊

仍气急鼻扇，神枯，脉舌些微，有起色，亦仍心

荡汗多，病情仍未出险。舌苔较好，总算有路可循，重在神枯，其余小小出入，无大关系。

人参一钱，另煎冲　杏仁三钱　茯神三钱　钗斛三钱　五味子二分　归身三钱　獭肝二分，研冲　枣仁三钱　炒川贝三钱　炙紫菀一钱　浮小麦五钱　麦冬三钱　牡蛎三钱　煅龙齿三钱

十月十三日改方加炙苏子三钱、五味子改三分、猺桂心①半分，研九吞。

十月十四日再改方去苏子、猺桂、五味子，加蛤蚧尾四分，炙研冲。

俞奶奶　十月十五日　四诊

脉有起色，舌色亦较好，仍心宕，有汗，气急仍甚剧，特有间歇，如此为差强人意，然总未能乐观，因面色仍枯也。渴引饮为虚，脚冷则精气在上，都属吃紧症象。

天麦冬各三钱　人参须一钱五分，另煎冲　西洋参一钱五分，另煎冲　归身三钱　五味子四分　蛤蚧尾六分，炙研冲　川贝三钱，研冲　绵仲三钱，炒　煅牡蛎三钱　钗斛三钱　獭肝二分，研冲　菟丝子三钱　杏仁三钱　紫金锭一分，研分次冲

十月十六日改方浮小麦五钱、茯神三钱。

———————

① 猺桂：桂之产于广西猺山内者。功用最良。

十月十七日改方去人参、洋参、五味子，加紫菀一钱。

俞奶奶　十月十八日　五诊

环唇枯色减退过半，气急亦较前为佳，鼻扇已除，仍咳，舌苔花，脉气不宽，无胃气，病仍在险中，而希望则又较多，仍自汗、盗汗，亦是重要之症。

陈阿胶一钱五分，炖烊后下　炙紫菀一钱　杏仁三钱　归身三钱　川连三分　姜炒钗斛三钱　炙桑皮一钱　绵仲三钱，炒　天麦冬各三钱　菟丝子三钱　川贝三钱　浮小麦五钱　獭肝三分，研冲　蛤蚧尾六分，炙研冲　五味子二分　黄肉五分，炙

十月十九日改方加牡蛎三钱、糯稻根须三钱。

俞奶奶　十月廿日　改方

吃得太多，不定是好。

霍斛一钱　生白芍一钱　浮小麦三钱　牡蛎三钱　糯稻根须一钱五分　五味子三分

二十一日再改方加獭肝二分，研冲。

俞奶奶　十月廿二日　六诊

白沫痰，黏甚。舌胖胀而苔花，剧咳多汗，气急。肺热已甚，面色枯萎，程度较前瘥减许多，脉亦比较有胃气。论病情，服药以来，不为无效，只是病势沉

重异常，现在值霜降大节，故未出险耳。

老山毛斛一钱，另煨冲　北沙参三钱　川贝母五钱　旋覆花一钱　天麦冬各三钱　炙紫菀一钱五分　炙苏子三钱　五味子三分　杏仁三钱　獭肝二分，研冲

俞奶奶　十月廿九日　七诊

诸恙悉见瘥减，神色亦较好，脉缓滑有胃气，此已出险，谨慎调护，三个月可以复原。呼吸尚略促，亦尚咳，肺病尚有余波。

钗斛三钱　川贝母四钱　五味子三分　天麦冬各三钱　归身三钱　牡蛎三钱　炙紫菀一钱　炙苏子一钱五分　阿胶三钱，炖烊后下　西洋参一钱五分　獭肝二分，研冲

十一月五日改方去洋参、钗斛，加霍斛一钱。

俞奶奶　十一月十五日　八诊

脉虚甚，大肉尽削。幸热已退，现在尚咳，亦且而不能食，非真有胃口，吃荤太早故如此。病固无险，复原则尚须时日。

炙紫菀一钱　绵仲三钱，炒　大生地四钱　枇杷叶三钱，去毛炙　钗斛三钱　菟丝子三钱　茯苓神各三钱　陈阿胶三钱，炖烊后下　北沙参一钱五分　橘白络各一钱　旋覆花一钱，包

二十六日改方去沙参，加南枣五个、西洋参三钱、生熟地各三钱、砂仁八分，研、杏仁三钱。

俞奶奶　十二月十八日　九诊

色、脉、神气都好，舌色亦平正，病已完全痊愈，肌肉未生，所以无力。补之即得，无他问题。

太子参一钱，另煎冲　绵仲三钱，炒　钗斛三钱　生熟地各四钱　菟丝子三钱　炙芪三钱　宿砂仁八分，研后下　枸杞三钱　川贝三钱

喉疾、感冒

潘奶奶　廿一年十月七日　初诊

脉缓，舌润，喉痛，扁桃体有白腐，发热微，形寒，先经西医治愈，现再发，当是食复。寒热是新凉感冒。

炒牛蒡一钱五分，研　桂枝二分，泡汤勿入煎　赤白苓各三钱　薄荷一钱，后下　淡芩一钱　炙草六分　生石膏三钱　细生地三钱

潘奶奶　十月八日　二诊

喉头白腐除，痛移左边，热颇高，早起退清，舌色灰腻，当再发热，此病属外感而有伏湿。以故目大眦有红瘰，耳聋与湿有关。

葛根一钱　炒牛蒡一钱五分，研　赤白苓各三钱　淡芩一钱　归身三钱　炙姜蚕一钱五分　生石膏三钱　细生地三钱　橘络一钱五分

休息痢

方先生　廿一年十月七日　初诊

大便不实，日四五次行，夜间为多，间有冻，旋愈旋发，已久且频。瘵甚，脉无胃气，胸腹皆痛。此病不难在止泻，难在使不复发，须自己注意调护。

炙芪三钱　赤石脂三钱，煅飞　江西子一钱，炒　钗斛三钱　茯苓三钱　白头翁三钱，酒洗　木香一钱五分　干姜炭三分　炙乳没各二分，去油　伏龙肝一两，煎汤代水

方先生　十月十日　二诊

脉虚甚，大便虽不泻，仍不约，次数亦多，当再止之。此病属休息痢，而症情近乎仓廪不守，良非细故。

炒潞党三钱　干姜炭二分　钗斛三钱　於术一钱五分，土炒　赤石脂三钱，煅飞　云苓五钱　木香一钱五分，煨　太乙余粮三钱，煅飞　炙芪三钱　仲景乌梅丸三分，入煎

疟疾

江奶奶　廿一年十月十日　初诊

疟频发三年。现较前为重。唇与爪下均无血

色，面色晦滞异常，鸡纳霜能暂止，旋即再作，嗣后必不灵，所以然之，故惯服此药，虫亦增抵抗力也，经阻是成疟母之朕兆，亟须忌口，否则增剧，且变病。

青蒿一钱　草果八分，煨　白薇一钱　细生地三钱　常山一钱　归身四钱　楂炭二钱　枳实二钱　竹茹一钱五分

另用阳和膏一张，胡椒末半分，元寸五厘，贴脊椎第三节。

江奶奶　十月十三日　二诊

疟不除，面色仍劣，较前略瘥，舌微糙，口不渴，脉尚有胃气，持之更一二日，当效。

青蒿一钱　归身三钱　秦艽一钱五分　浮小麦五钱　白薇一钱　羌活四分　钗斛三钱　牡蛎三钱　常山一钱　防风八分，炒　陈皮一钱

江奶奶　十月十五日　三诊

疟不止，面色较好，脘下觉闷，胃纳虽佳，却微泛恶，柴胡证具，改用小柴胡汤。

柴胡八分　人参须一钱，另煎　炙草六分　淡芩一钱　姜半夏一钱五分　茵陈一钱五分　枳实一钱　生姜一小片栀皮一钱

温病

吴宝宝　廿一年十月十六日　初诊

耳后是痰核，喉间有蛾，热十日以上，前日曾退清，今日不清，是疟隐温显。喉蛾因虚体久病，且乳不足所致。舌苔紧砌而燥，是并有积，肌肤微有暵热意，须兼顾其虚，证属缠绵，谨慎将事，当不致有险。

白薇一钱　细生地三钱　钩尖三钱，后下　茅根三钱，去心　青蒿一钱　枳实一钱　淡芩一钱　焦谷芽三钱　归身四钱　竹茹一钱五分　防风一钱，炒　楂炭一钱五分

另如意金黄散二两、菊花露四两、炼熟白蜜四两调敷，外盖油纸，频用菊花露润之。

吴宝宝　十月十七日　二诊

伤寒系风温。其热恒与汗为进退，又由温与疟往往循环更迭，故云是缠绵之症。然假使能忌口，调护得法，当不致再转疟，亦不致其延长。

葛根一钱　象川贝各三钱　赤白苓各三钱　茅根三钱，去心　白薇一钱　橘络一钱五分　淡芩一钱　归身三钱　炙草五分　竹茹一钱五分

吴宝宝　十月十八日　三诊

病情较轻减，惟热仍未退，必须热清，然后可以乐观。

葛根一钱五分　炒栀皮一钱五分　焦谷芽三钱　炒香豉三钱　竹茹一钱五分　归身三钱　淡芩一钱　知母一钱　炙草五分

吴宝宝　十月十九日　四诊

色脉无恙，热虽减，仍未清，总以退为告一段落。据说大便老黄色而臭，此是吉征，当不致再延长。

葛根一钱　玉竹一钱　归身三钱　薄荷一钱，后下　枳实一钱　炙草六分　淡芩一钱　竹茹一钱五分　茅根三钱去心

吴宝宝　十月廿日　五诊

热仍未退，神气较昨为佳，舌色是里热，却无其他证据，清之。

木香一钱　淡芩一钱　茅根三钱，去心　青蒿八分　腹皮三钱　竹茹一钱五分　葛根八分　梗通八分　茯苓三钱　知母八分　川连二分　焦谷芽三钱

吴宝宝　十月廿八日　六诊

神气甚好，热亦清，尚有绿色粪，有时虽黄，却腥，食物稍浓厚，即不要寐，可见消化力弱。

江西子八分　归身三钱　钗斛三钱　炒白芍一钱　茯

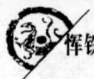

苓三钱　川贝三钱

痢疾

项先生　廿一年十月十九日　初诊

自利后重，日四十余次行，是痢。唇色光红，肠部已有伤，若见血，则有危险。舌色亦见虚象，不能食为重，病情病历均劣，殊未可轻视。

油当归三钱　姜半夏一钱　炒子芩一钱　白头翁三钱, 酒洗　煨木香一钱五分　竹茹一钱五分　姜炒川连三分　没食子四分

项先生　十月廿日　二诊

仍里急后重，每日尚有十余次，腹痛甚，痛是积。攻之当瘥，脉不虚，无妨也。

油当归三钱　赤白苓各三钱　楂炭三钱　白头翁三钱, 酒洗　梗通八分　川连炭二分　腹皮三钱　木香一钱五分　枳实导滞丸八分, 入煎

项先生　十月廿一日　三诊

腹痛后重均除，惟仍须更衣十余次。舌有薄黄苔，所下是粪，行且就痊。

木香一钱五分　枳实一钱　建曲一钱, 炒　腹皮三钱　归身三钱　赤白苓各三钱　楂炭三钱　白头翁三钱, 酒洗

梗通八分　川贝三钱　姜半夏一钱

温病

竺宝宝　廿一年十月十九日　初诊

壮热无汗，舌质不绛，手微凉，不欲食，面色不华，咳而音哑，其音哑已久，发热是风温，肢凉是热向里攻，胸脘觉热甚，面色与音哑是本来有病，现当先治风温。

炙麻黄二分　川连三分　葛根一钱　象贝三钱　橘红一钱五分　淡芩一钱　杏仁三钱　茅根三钱，去心

竺宝宝　十月廿日　二诊

得汗后手足转温，热仍不解，面黄舌苔花，泛恶，胸脘热甚，此因胃中热。

葛根一钱　竹茹一钱五分　炙草六分　川连二分，姜炒枳实一钱　归身三钱　姜半夏八分　生姜一小片　赤白苓各三钱

竺宝宝　十月廿一日　三诊

热退，胸脘热甚，舌胖胀，苔粗，目常闭，亦常有泪，病不循常轨，经气乱也。

归身三钱　茅根三钱，去心　赤白苓各三钱　滁菊一钱五分　炙草六分　象川贝各三钱　薄荷一钱，后下　杏仁三钱

竺宝宝　十月廿三日　四诊

热退手温，舌苔糙，面色亦转，惟顿咳音哑愈甚，此当以渐复。

象川贝_{各三钱} 橘红_{一钱五分} 炙款冬_{一钱} 杏仁_{三钱}
炙草_{六分} 桑皮_{一钱，炙} 桔梗_{四分} 麦冬_{三钱} 炙苏子_{一钱五分}

厥证

谢先生　廿一年十月廿日　初诊

肢凉脉沉，而舌有热象，此非无阳而厥。乃热深厥深，循此以往，可以见神经中毒性麻痹症，病型不循常轨，经气乱故也。

炙草_{六分} 细生地_{三钱} 橘皮_{一钱五分} 桂枝_{二分} 茯苓_{三钱} 天冬_{三钱} 姜半夏_{一钱}

此人先吃大剂附子五六剂，当未服药时，手足不冷。

谢先生　十月廿二日　二诊

手脚转温，舌见热象，脉亦不沉，此非气候关系，厥回故尔。

归身_{三钱} 竹茹_{一钱五分} 茯神_{三钱} 炙草_{五分} 枳实_{一钱} 橘络_{一钱五分} 桑枝_{三钱} 滁菊_{一钱五分}

肢冷，脉沉，形寒，颇似附子症。因舌苔结，不泄泻，无冷汗，故知是热深厥深。

食积

胡老太　廿一年十月廿日　初诊

脉平正，舌苔厚黄，舌蒙黑色，凡见此种苔者，恐其便血，太息是胸脘闷，腹痛是食积，汗多热作潮，因肠中有宿粪之故。虽有积，年高不可攻，消导即得，病亦不重，积除热自除。

枳实一钱　楂炭三钱　焦谷芽三钱　制香附三钱　竹茹一钱五分　腹皮三钱　茅根三钱，去心　木香一钱五分　归身三钱　赤白苓各三钱

胡老太　十月廿二日　二诊

热是积，苔紧砌，舌面是虚，食积未全入肠部，则躁烦而不可攻，攻之必添病，需以时日，其积渐下行，至每傍晚热作潮，方是积全入肠症据，尔时攻之，粪块得下，即霍然而愈，大约须五日。

枳实一钱　川连二分　归身三钱　腹皮三钱　竹茹一钱　淡芩一钱　炙草六分　楂炭三钱　川贝三钱　葛根八分　细生地三钱

胡老太　十月廿六日　三诊

诸恙悉瘥，尚腹痛，舌苔剥，胃呆。据此舌色，

当向来有胃病，既不痛，即亦无妨。

归身三钱　茯苓三钱　枸杞三钱　制香附三钱　钗斛三钱　绵仲三钱，炒　菟丝子三钱　木香一钱五分　橘络一钱五分　腹皮三钱

胡老太　十月廿九日　四诊

诸恙悉瘥，神色完好，惟舌苔不匀，此关消化力，当慎食。

归身三钱　於术一钱，炒　青皮一钱　炒潞党一钱五分　茯神三钱　钗斛三钱　姜夏一钱　绵仲三钱，炒

胡老太　十一月二日　五诊

病除，精神亦复原，面色亦好，是题无剩义，惟舌苔厚而剥，此因旧有胃病之故。食物宜少。

炒潞党一钱五分　归身三钱　杏仁三钱　西洋参一钱五分，另煎　细生地三钱　绵仲三钱，炒　钗斛三钱　橘白络各一钱

喉疾

刘先生　十月廿三日　初诊

患喉痛多年，服药不效。近且呕血音哑，脉属阳脉，溲短赤为热，故医皆用凉。其喜热饮者，亦不是

寒，凡有饮则喜热恶冷也。舌润味蕾剥，其胃有病，血当从食道来，此种喉痛，与《千金》母姜丸症颇合，宜不撤姜食。

干姜炭_{三分} 归身_{三钱} 老生姜_{钱大一片} 姜半夏_{一钱}
竹茹_{一钱五分} 橘络_{一钱五分} 枳实_{一钱}

脚气

徐先生　廿一年十月廿四日　初诊

遍身肿胀，呼吸甚促，肿已十余日。据说先从脚背肿起。昨日起，增形寒发热，有微汗，溲少，此属湿从下受，为急性脚气。遍身肿，则为有转属水肿之倾向，泛恶为脚气攻心，危候也。脉洪滑异常，当以散论。

吴萸_{三分} 槟榔_{六分} 葛根_{一钱} 炙苏子_{三钱} 松节_{三分} 木通_{一钱} 炒车前_{二钱} 橘叶_{三钱} 茅根_{三钱，去心}
杏仁_{三钱} 炒荆防_{各一钱}

徐先生　十月廿六日　二诊

肿略退，未净除。泛恶寒热，喉痛则已瘥，从脚气治不误，仍之。

吴萸_{三钱} 槟榔_{六分} 归身_{三钱} 杏仁_{三钱} 防己_{五分}
松节_{三分} 橘叶_{三钱} 赤白苓_{各三钱} 茅根_{三钱，起心}　象

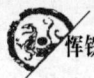

川贝各三钱

中枢舌咽神经病

季先生　廿一年十月廿六日　初诊

舌本强，语言不清，已两年。痰多且黏腻，脉躁而无脏气，是中枢舌咽神经病，且虚，甚难治。

人参须一钱五分，另煎冲　陈胆星八分　归身三钱　生白芍五分　姜半夏一钱　天麻三钱　淡竹沥一两，冲　羚羊尖一分，磨冲　回天丸一粒，药化服

季先生　十月廿九日　二诊

神气较好，能谈话，语言亦清，大病得此，良非易事。脉洪大异常，且微弦，此种脉不为佳，脏气不藏，久病虚甚故也。

人参须一钱五分，另煎冲　胆星一钱　杏仁三钱　天麻三钱　姜半夏一钱　归身三钱　独活一钱　蝎尾二分，炙研冲　秦艽一钱五分　回天丸一粒，药化服

季先生　十一月四日　三诊

神色都好，而脉弦硬，左手为甚，按之忤指，肾亏精血不足，脉管壁纤维化硬，当与补益。

人参须三钱，另煎　秦艽一钱五分　天麻三钱　胆星八

分　钩斛三钱　独活一钱　蝎尾炙研冲，一分　归身三钱
回天丸一粒，化服

季先生　十一月八日　四诊

言语较清楚，神色亦好，自觉痰多胸脘不适，左脉略硬，亦较前瘥减，惟口腻，按前方化痰药多而反痰多，当是有外邪之故，方中参须宜除去。

滁菊一钱五分　独活一钱　郁李仁二钱　秦艽一钱五分
竹沥冲，二两　全蝎去毒炙黄，三分　柏子仁二钱　胆星一钱
天麻三钱　归身三钱　麻仁二钱　回天丸一粒，化服

季先生　十一月十三日　五诊

呕酸气促，大便黑，面色尚勉强，而左尺脉硬甚，此种脉象，深恐旧病再发。

淡吴萸三分　茯苓三钱　归身三钱　姜半夏一钱　制附片五分　桑枝三钱　天麻三钱　回天丸一粒，化服　胆星六分　竹沥冲，一两　独活一钱

此人服药后甚适，来问可连服否，嘱再服。

十一月十五日记

季先生　十一月廿九日　六诊

色脉都佳，病已除。喉间尚觉有痰，此不足为患，但能善养，可以日即健康。

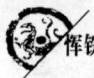

炒潞党一钱五分　姜半夏一钱五分　绵仲炒,三钱　赖橘红五分　归身三钱　菟丝子三钱　川贝三钱　秦艽一钱五分　枸杞三钱　回天丸一粒,化服

咳嗽

王小姐　廿一年十月廿九日　初诊

咳月余不愈。痰少,脉尚可,神色枯萎,面黄无血色,是处均形不足,此必先病肾。肺无抵抗力,故入秋而病,病灶在肺,病源在肾,以故有时腰酸。

炒荆防各四分　炙紫菀一钱　归身三钱　象川贝各三钱　橘络一钱五分　大生地四钱　杏仁三钱　炙桑皮一钱五分　枇杷叶去毛炙,三钱

王小姐　十一月一日　二诊

面色已亮,咳瘥,脉亦好,大份已妥当,可以略事补益。

归身三钱　绵仲炒,三钱　川贝三钱　麦冬三钱　菟丝子三钱　杏仁三钱　细生地三钱　枸杞三钱　橘络一钱五分

王小姐　十一月四日　三诊

面色颇好,脉缓软,舌有热象,咳未除,余无他。

炙紫菀一钱　象贝三钱　归身三钱　桑皮炙,一钱五分

橘红一钱五分　炙款冬一钱　杏仁三钱　炙草五分　茯苓三钱

肺病

　　张先生　廿一年十月三十日　初诊
　　吐血屡发，咳而有盗汗，中脘觉痛，面色晦滞，此种是肺络受损。见盗汗为深，气急则更劣，难治。
　　炙紫菀一钱　炒黑荆芥四分　桑枝五钱　杏仁三钱茜根炭三钱　丹皮一钱　象川贝各三钱　鲜藕汁半杯冲　浮小麦五钱　五胆墨汁半酒盅冲　鲜童便半茶杯冲
　　另用绍酒二斤煮热烫脚，使血下行。

　　张先生　十一月一日　二诊
　　血未全止，脉芤肢凉，早晚咳痰如糜而气急，肺络损坏显然。此种最难治，因肺叶弛张无停时，其伤处不易合口。
　　炙苏子三钱　老三七研冲，二分　杏仁三钱　炙紫菀一钱　象川贝各三钱　炙款冬一钱　炙桑皮一钱五分　五胆墨汁半酒盅

　　张先生　十一月四日　三诊
　　色、脉颇有起色，痰中血未净除，亦仍咳，潮热

肢酸心跳喉痛，气候太燥，宜参用犀角地黄汤。

炙紫菀一钱　老三七研冲，一分　乌犀尖磨冲，一分
炙款冬一钱　象川贝各三钱　细生地三钱　炙桑皮一钱
杏仁三钱　五胆墨汁冲，半酒盅

张先生　十一月七日　四诊

血止，仍咳，脉气不甚宽，舌润苔剥，却渴，衡量症情，是肺寒。

炙紫菀一钱　川象贝各三钱　炙苏子三钱　炙桑皮一钱　干姜炭一分　五味子三分　杏仁三钱　麦冬三钱　细辛半分

张先生　十一月十日　五诊

脉弱，多言脘闷，均是虚象。前药东医谓是镇咳剂，其实不然，能祛水散伏寒，故咳得瘥。

麦冬三钱　炙桑皮一钱五分　炙款冬一钱　杏仁三钱
象川贝各三钱　归身三钱　五味子三分　橘红络各一钱　钗斛三钱

张先生　膏方　十一月十六日　六诊

本来患咳，现在咳差，未净除，脉沉微，手冷，舌质绛，是外面寒，里面热，早起痰薄腻，亦胃家有热之故，其余眠食均佳。

天麦冬各三两　炙款冬一两五钱　枸杞三两　川芎四钱

五味子_{二钱}　炙桑皮_{一两五钱}　江西子_{一两}　归身_{三两}　杏仁_{三两}　绵仲_{盐水炒，三两}　大生地_{三两}　白芍_{一两五钱}　象川贝_{各三两}　菟丝子_{三两}　炙芪_{三两}　鹿角霜_{一两五钱}

　　上药煎汁去滓，加陈阿胶八两，文火煎膏，酌加冰糖，早晚各服一大羹匙，开水化，食前服。

第二期

恽铁樵　著

便溏

李先生　民廿一年十月六日　初诊

脉颇静，舌苔纯属寒湿症象，凡热则上行，凡寒湿皆亲下，以故腰胀而便溏，病在脾肾。

煨木香钱半　江西子一钱，生用　苡仁三钱　秦艽钱半　腹皮三钱　羌活四分　干姜炭二分　赤白苓各三钱　制附片三分

李先生　十月十一日　二诊

中脘觉满，大便不实，腰酸甚，舌光无味蕾，左脉沉微，不易成寐，胃纳不香，脾肾为病因，为时已久，组织无弹力，腺亦坏，此非旦夕能除之病。

制附片六分　茵陈钱半　赤石脂煅研飞，三钱　芡实三钱　焦白术一钱　赤白苓各三钱　苡仁四钱　灶心土煎汤代水　梗通一钱　川贝三钱　陈皮一钱　川椒二分，去开口者炒令汗

34

癥瘕

裴奶奶　廿一年十月十日　初诊

面色萎黄，小腹有癥瘕，此因肝郁而结，延久可以成干血，须长时期服药，以渐取效。

制香附三钱　全当归三钱　钗斛三钱　炙鳖甲三钱　青陈皮各一钱　川楝肉八分，炒　佐金丸四分，入煎　逍遥丸一钱，入煎　大生地三钱　自加丙种宝月丹三小粒，吞服

裴奶奶　十月十二日　二诊

面色较好，仍有瘀，舌色脉象尚平正，腰酸宜补，因此是衰弱性。

制香附三钱　滁菊钱半　钗斛三钱　绵仲三钱，炒　归身三钱　炙鳖甲钱半　菟丝子三钱　熟地三钱　砂仁八分，研后下　枸杞三钱　川贝三钱　木香钱半　丙种宝月丹三小粒，吞

裴奶奶　十月廿二日　三诊

舌色干绛，脉气不甚宽，尚不为甚，小腹有瘕，面色不华，予温经暖宫，月事本超前，今忽不如期，按色脉不是孕。

制香附三钱　钗斛三钱　绵仲三钱，炒　木香钱半　归

身三钱　菟丝子三钱　青皮八分　枸杞三钱　川楝肉一钱, 炒　丙种宝月丹两小粒, 吞

裴奶奶　十月廿八日　四诊

面黄舌干是热，小腹腰酸是肾热，脉沉其病在里，月事不以时下，合之色脉，是血不足，宜甘凉养血，滋其化源，清肝治其根本。

天冬三钱　生白芍钱半　绵仲三钱, 炒　大生地四钱　茯神三钱　菟丝子三钱　钗斛三钱　牡蛎三钱　郁金切, 一钱

裴奶奶　十月卅一日　五诊

温之则觉热，清之则形寒，脉软弱，无胃气，当不是因孕，经阻虚甚，补之。

炒潞党一钱　延胡炒, 八分　制香附三钱　佛手钱半　大熟地三钱　川楝肉炒, 八分　佐金丸入煎, 三分　绵仲炒, 三钱　归身三钱　钗斛三钱　茯神三钱　菟丝子三钱　炒黑荆芥六分　丙种宝月丹二小粒, 吞服

裴奶奶　十一月三日　六诊

脉无胃气，虽经阻而呕，当不是孕。脉虚，面色不华，舌色亦虚，腹有癥瘕，攻之不任受，当补。

西洋参另煎, 二钱　归身三钱　枸杞三钱　炒潞党钱半　绵仲炒, 三钱　生熟地各三钱　钗斛三钱　菟丝子三钱　砂

仁研后下，八分　川贝三钱　橘络钱半　制香附钱半

十一月十四日改方加制厚朴三分，炒香。

裴奶奶　十一月十七日　七诊

脉弱无胃气，月事不行，当不是喜，血少故也。口淡恐是受凉。

茵陈钱半　橘白络各一钱　绵仲三钱，炒　制香附三钱　归身三钱　大生地四钱　秦艽钱半　荆防各八分，炒　木香钱半　川楝肉八分，炒　炙乳香去油，三分

裴奶奶　十一月廿八日　八诊

脉软而弱，面色贫血，经阻两月余，腹中有瘕作痛，常作泻，此决非喜，当是子宫病，但虚甚，不可攻，攻则崩，反当补，药力及觳，月事必行。

归身三钱　制香附三钱　白薇一钱　生熟地各三钱　炒柴胡七分　川楝肉炒，一钱　绵仲炒，三钱　煨木香钱半

大便不通

姚奶奶　廿一年十月十日　初诊

右脚蹠不能伸，不红不肿而麻木，肌瘠皮宽，脉软弱，大便经月不行，面色舌色无恙，此当先通大便，腑气窒，新陈代谢废，则无论何药不生效力，故当通

便为先务。

油当归三钱　枳实一钱　知母一钱　生石膏五钱　杏仁三钱　腹皮三钱　升麻炒, 一分

姚奶奶　十月十五日　改方

不更衣亘月余，与大剂白虎不应。《经》谓出入废，则神机不守，升降息，则气立孤危。现在是出入废，若气急便是升降息，而用承气下之必见息高，即不可救，良非细故。

炒潞党三钱　归身三钱　龙眼肉四两

上三味煎浓汁频频稍稍与之，一面用皮带灌肠得粪再诊。

鼻渊

吴小姐　廿一年十月十五日　初诊

本有喉蛾，因西药而增鼻渊，此不过秉赋不足症，认为含毒性病，可谓大误。

薄荷后下, 一钱　防风炒, 一钱　细生地四钱　辛夷八分　归身四钱　江西子炒, 一钱

另薄荷一钱　防风一钱　公丁香三个　细辛半分

此四味研末，筛过瓶贮勿漏气，常用少许嗅入鼻中。

吴小姐　十月廿日　二诊

面黄，手凉，其余无他，鼻渊尚未净，能减便佳，阳不足，故手凉。

钗斛三两　菟丝子三两　滁菊一两五钱　龙眼肉三十粒
绵仲三两　枸杞三两　江西子八钱

上药煎膏，酌加冰糖，早晚服一羹匙，开水冲，食远服，药完再修合，须久服。

鹤膝风

高宝宝　廿一年十月十七日　初诊

脉弱而涩，面黄，鹤膝愈后，更于近委中处另溃，现有脓未敛，虚甚，其脚已废，生命尚在不可知之数，因是阴证，难治也。

制附块八分　熟地三钱　绵仲三钱，炒　江西子一钱
炙麻黄三分　归身三钱　生芪三钱　桂枝二分　怀膝钱半

高宝宝　十月廿三日　二诊

得附桂参芪，面黄而神气略形活泼，此本是阴证，既溃之后，非温不敛，现虽着热象，仍宜甘温。

炒潞党钱半　熟地四钱　怀膝三钱　生芪三钱　麻黄
三分　於术一钱，炒　归身三钱　干姜二分，炒　天麻三钱
砂仁研后下，六分　姜半夏一钱　白芥子四分

喘咳

章先生　廿一年十月廿四日　初诊

面色黄暗，舌剥而绛，脉沉微，患喘咳，秋深辄发，血不清，肺寒肾亏，鼻觉冷，为无阳也。

干姜炭二分　姜半夏一钱　二妙丸入煎，一钱　茯神三钱　炙苏子三钱　杏仁三钱　橘络钱半　麦冬三钱　赤白苓各三钱　象川贝各三钱　制香附三钱

章先生　十月廿六日　二诊

患喘咳，秋深则剧，而候其色脉，伏湿颇深，惟其湿胜，故口味常淡，病关本原，仓猝无愈理。

炙苏子三钱　杏仁三钱　菟丝子三钱　茯苓神各三钱炙紫菀一钱　橘络钱半　炙桑皮一钱　绵仲炒，三钱　蛤蚧尾炙研冲，三分　徙薪丹二分，吞

章先生　十一月一日　三诊

上午发冷，不是疟，亦非外感，乃肺病之故。舌色甚劣，伏湿颇深，脉弱全无胃气，尤劣，难治。

炙紫菀一钱　象川贝各三钱　绵仲炒，三钱　杏仁三钱炙苏子三钱　菟丝子三钱　橘红络各一钱　钗斛三钱　枸杞三钱　麦冬三钱　五味子三分　獭肝研冲，二分

章先生　十一月五日　四诊

脉微仍无胃气，但较前为佳，潮热盗汗均止，亦佳，痰厚较薄者为佳，虽佳，为程尚远，病深故也。

炙紫菀一钱　川贝三钱　橘络钱半　獭肝研冲，二分
炙款冬一钱　炙桑皮钱半　归身三钱　枸杞三钱　杏仁三钱
麦冬三钱　绵仲炒，三钱　钗斛三钱　五味子三分

章先生　十一月十二日　五诊

脉弱带沉，手冷，舌绛，苔则已净，痰少，食量增，自汗盗汗潮热等均除，病有起色，慎摄养，离康复亦不远。

归身三钱　砂仁研，八分　钗斛三钱　绵仲炒，三钱
陈阿胶炖烊后下，钱半　杏仁三钱　菟丝子三钱　川贝三钱
熟地三钱　枸杞三钱　獭肝研冲，二分　炙紫菀一钱

章先生　十一月廿一日　六诊

脉微弱无胃气，舌仍绛，病症则较好，潮热盗汗等均除，痰黄不为劣，肺本因寒而萎，转热痰乃黄，头胀恐有外感。

炒荆防各八分　杏仁三钱　绵仲三钱，炒　炙紫菀一钱
川贝三钱　归身三钱　钗斛三钱　陈阿胶炖烊后下，三钱
獭肝研冲，二分　橘白络钱半

章先生　十一月廿九日　七诊

色脉都尚妥当，病亦见瘥，惟舌花，此因伏根深，仓猝不能除，遗当止之。

萆薢钱半　泽泻一钱　猪苓三钱　秦艽钱半　黄肉炙，五钱　莲须钱半　归身三钱　绵仲炒，三钱　胡桃夹膜三钱

章先生　十二月三日　八诊

面色较好，脉软，舌质仍绛，气候燥，伏湿隐而不显，必须见症净除，方是病愈，否则夏秋间必再发。

归身三钱　猪云苓各三钱　绵仲炒，三钱　萆薢三钱　泽泻一钱　菟丝子三钱　秦艽钱半　黄肉炙，一钱　胡桃夹膜三钱　天冬三钱　莲须钱半

吐血

吴先生　廿一年十月廿五日　初诊

吐血由受伤，其伤因赛跑，则所伤者为肺气，幸为日尚浅，能静养一百二十日可全愈，否则当再发，再发便成劳。

归身三钱　炮姜炭一分　象川贝各三钱　细生地四钱　炙紫菀一钱　茜根炭三钱　杏仁三钱　七厘散冲，一分　黑荆芥四分　鲜童便半茶杯冲　五胆墨汁半酒杯冲

吴先生　十月廿九日　二诊

面色不华，左脉软缓而细，此因脉管中血少之故，即古人所谓芤脉，此不为劣，与面色亦相应，若见有余之色脉反是病进，根底虚，则见有余之假象故也。舌有热象，药当偏于清化。

大生地四钱　桑枝三钱　茜根炭三钱　老三七研冲，二分　归身三钱　天麦冬各三钱　藕节三个　茯神三钱　川贝三钱　七厘散冲，一分

吴先生　十一月八日　三诊

血止，尚微咳，余无他。神气颇好，咳在黎明，有关肾气。

炙紫菀一钱　炙桑皮钱半　钗斛三钱　杏仁三钱　天麦冬各三钱　橘络钱半　绵仲三钱，炒　菟丝子三钱　枸杞三钱　茯苓神各三钱　细生地三钱　茜根炭钱半

呕血

徐先生　廿一年十月三十日　初诊

无端呕吐，先食物，继黑水，大便亦黑，面无血色，此所呕者为血，从肝脏来，此种病根伏之已久，由气候转移，与人事感触，猝然发作，委属危症，竭力调治，有愈者，但调治期中，丝毫不得用心力。

大生地三钱　制香附三钱　炮姜炭二分　桑枝三钱
归身三钱　茜根炭三钱　绵仲炒，三钱　赤芍钱半　茯神三
钱　地榆炭一钱　丹皮八分　天冬三钱　藕节五个

徐先生　十一月二日　二诊

血已止，脉滑而动，滑不为劣，动尚是病，面色
黄且暗，此因失血所致。现在所怕者是肿，肿则脏气
败坏，不可治，若能静摄，弗令受创，当不肿。

生熟地各三钱　地榆炭一钱　陈阿胶炖烊后下，三钱
茜根炭三钱　炒蒲黄四分　绵仲三钱，炒　归身三钱　天冬
三钱　炮姜炭二分　藕节五个

徐先生　十一月七日　三诊

面色已转，脉亦好，病已出险，予补血，但能静
养，更无余事。

熟地三钱　绵仲炒，三钱　钗斛三钱　归身三钱　茜根
炭三钱　菟丝子三钱　獭肝研冲，二分　陈阿胶烊炖后下，三
钱　枸杞三钱　橘络钱半

八日改方加天麦冬各三钱，去熟地。

徐先生　十一月十三日　四诊

虚甚，脉弱带沉，舌苔不匀，手冷，容易停食、
感冒，常背痛，入夜恶寒，却见口苦目眵诸热象，温
补发汗，都有窒碍难通处。

桂枝二分　秦艽钱半　桑枝三钱　淡芩一钱　茯苓三钱
炙草六分　人参须一钱　制附片四分　防风炒，八分

徐先生　十一月十五日　五诊

脉缓软而弦，舌有热象，服温药之后，两耳窒塞
而鸣，自觉食不能化，而呕白沫，是前方不适当，拟
改用清镇疏泄法。

滁菊五钱　羌活四分　逍遥丸一钱，入煎　佐金丸二分，
吞服　钩尖三钱，后下　秦艽钱半　生石决三钱　制香附三
钱　煅龙齿三钱　桑枝五钱　细生地三钱　归身三钱　薄
荷一钱，后下

徐先生　十一月十八日　六诊

得清镇疏泄，两耳窒塞已除，舌色仍有热象，脉
气亦不宽，手冷形寒，有微汗，腰背胀，四肢酸软，
其热不得达表，因而荣行不利，因而胀且酸，泰半关
系气候。

桂枝泡汤煎药，三分　秦艽钱半　桑枝三钱　细生地三
钱　滁菊钱半　珍珠母三钱　防风炒，八分　归身三钱

惊风

张宝宝　十一月四日　初诊

面色晦败，全无血色，舌亦黑，气急鼻扇，两手

撮空，喉有痰声。据说病仅三日，不知何以如此，但就见症论之，是肺坏血不行，无办法因候症状已在临命之顷。

钗斛五钱，煎浓汁下丹药　辟瘟丹研极细，两粒，分三次灌服

张宝宝　十一月四日　二诊　拔晚

面色转，气急鼻扇得定，神气较清楚，是较有希望，面部肿，脚均肿，因内脏受创之故。其病以阵发，实是惊为主症，乃气候太燥，少阳应呼吸，中枢受病，则见急性肺症，心房扩大，血不循常轨，故面色遽变，委是重险之候，当以治惊为主。

乌犀尖一分，磨冲　蝎尾一分，炒研冲　钗斛三钱　归身三钱　大生地三钱　天麻三钱　川贝三钱　栀皮一钱，炒辟瘟丹半分，研冲

张宝宝　十一月五日　三诊

今日未发痉，醒时面红，寐则仍少，血色脉尚平正，或者不致有险，心房病尚不算重，现在内脏受伤，其热属虚热，不可发表，且当止汗。

老山毛斛另煎冲，一钱　杏仁三钱　归身三钱　象川贝各三钱　橘络钱半　牡蛎三钱　浮小麦五钱　麦冬三钱　紫雪丹半分，冲

张宝宝　十一月六日　四诊

热退惊定，汗亦敛，神气清楚，以上种种都好。

舌绛，口渴，躁烦是化热，溲多无大便，亦妥当。现病在阳明经，为重症变轻之证据。

炒香豉钱半　川连炭二分　归身三钱　竹茹钱半　炒栀皮一钱　老山毛斛另煎冲，一钱　鲜生地四钱

张宝宝　十一月七日　五诊

痉已除，心房病亦见瘥。现在项间结核，有喉蛾，先天不足，血不清楚，烦躁减，是内热已减，新病总算告一段落，旧病关本原，甚难治。

西洋参钱半，另煎　茯苓三钱　知母一钱　钗石斛三钱　杏仁三钱　橘红钱半　川贝母三钱　鲜生地四钱　炙紫菀一钱

张宝宝　十一月九日　六诊

顷复见气急，舌微黑，目无神，面无血色，口中有血，全见热象，脉洪，症结当在肺络及心系，照例不能发汗，犀角为最妥当，其余药物，都甚棘手。

乌犀尖二分，磨冲　橘络钱半　归身三钱　鲜生地四钱　炙苏子三钱　安脑丸三小粒，分三次化服　川贝母三钱　杏仁三钱

张宝宝　十一月十日　七诊

仍旧面色晦败，亦见惊搐，与前异者，前是阵发现在日夜如此。其最劣者是舌黑，血行不能如常轨，

虽心房弛张如故，而脉管有瘀，此却无法行瘀，当略温，而所见症象皆热。

羚羊尖一分，磨冲　桃仁三钱　川贝三钱　至宝丹一粒，药化服　乌犀尖二分，磨冲　红花钱半　钗斛三钱　姜半夏一钱　归身三钱

此药与药末均分五次或六次与服，不可太骤，约每一钟一次，倘晚间面色能转，虽便血亦有希望，面色不转则难。

此病本出险，据病家说，疑西洋参吃不进，送医院，请西医补两日遂反复，是则当死。

便血、脱肛

许宝宝　廿一年十一月　初诊

八个月婴孩，便血脱肛。面黄，唇舌都无血色，诊脉时啼则手固握，失血太多，肝经已虚，婴儿有此，良非细故，脱肛为气不足。面黄舌不红贫血已极显著。脏器皆极觳觫①，则此后变化多，而矜贵可虑也。

乌犀尖一分，磨冲　地榆炭一钱　棕皮炭三钱　炒槐米二钱　牛角䚡三钱，打碎炙　归身三钱　大生地三钱　干姜炭一分

---

① 觳觫：恐惧颤抖貌。

许宝宝　十一月十日　二诊

服药而呕，现在遍身干微热，失血太多，故如此。犀角地黄颇合，惟当止呕，又后重有冻，是兼见痢症，难治，因穿孔性痢往往不救。

乌犀尖一分半，磨冲　鲜生地四钱　白头翁三钱，酒洗炒槐米三钱　钗斛三钱

许宝宝　十一月十日　三诊

呕止，血亦止，甚幸。肝脾两脏因失血太多，觳觫已甚，因而肾虚，见阴亏症。阴竭故躁烦，急救之有希望。

鲜生地四钱　归身三钱　川贝三钱　钗石斛三钱　陈阿胶烊焊后下，三钱　橘白络各一钱　西洋参三钱，另煎　天冬三钱　白头翁三钱，酒洗

另服老山毛斛代茶用炭墼①炖。

许宝宝　十一月十日　四诊

神气颇好，血止，热亦见减少，惟尚水泻，舌质已略有血色，病情较安，为佳。泻仍吃重，当设法止之。

炒扁衣三钱　钗斛三钱　楂炭三钱　炒建曲一钱　归身三钱　茜根炭三钱　杜芡实三钱　白头翁三钱，酒洗　橘

① 炭墼：炭末做成的块状燃料。

络钱半　青木香一钱　伏龙肝二两，煎汤代水

许宝宝　十一月十日　五诊

色脉尚平正，却仍泛恶脱肛，脱肛必与呕俱发作，则面色必变，此中消息，殊有考虑价值，鄙意恐其作痉，因此是厥阴证。痉则难治，因脱肛之故，不能用药下抑也。

油当归三钱　白头翁钱半，酒洗　佛手钱半　乌犀尖一分　钗斛三钱　川贝三钱　大生地三钱

另用辟瘟丹半粒，研细置脐上，外盖清凉膏。

十二日改方去犀角，加橘络钱半。

许宝宝　十一月十三日　六诊

仍下痢红白，余症都好。痢次数太多，面色微黄，且仍有恶心，殊非细故。

乌犀尖一分，磨冲　炒陈阿胶钱半，炖烊后下　木香钱半　大生地三钱　油当归三钱　楂炭三钱　川连炭一分　白头翁三钱，酒洗

许宝宝　十一月十四日　七诊

便血脱肛止后复作，面色萎黄，此当成血痹，气血并亏，极为可虑。

大生地四钱　炒槐花三钱　归身三钱　鹿角霜二钱　乌犀尖一分，磨冲　藕节五个　西洋参二钱，另煎　钗石斛

三钱　生姜一片　姜半夏八分　五胆药墨半酒盅冲

许宝宝　十一月十五日　八诊

便血脱肛均见瘥减，色脉神气都好，大分已无问题，虚甚补之。

西洋参三钱，另煎　鹿角霜三钱　川贝三钱　钗斛三钱归身三钱　人参须另煎，钱半　绵仲三钱，炒　枸杞三钱白头翁三钱，酒洗　炒槐花三钱　藕节五个，炒　大生地三钱　五胆药墨汁半酒盅冲

惊风

项宝宝　廿一年十一月廿日　初诊

项后有核，目上视，牙关劲强，舌润，肺部痰鸣，气促不能言。据述初患顿咳，旋患不能食，食即吐，曾经西法诊治，亦曾推拿与针灸，现在病情甚劣，脉缓乃关系脑延髓，病灶在肺胃，瘵甚本元亦极劣，病历更坏，综以上数者观之，希望甚少。

桂枝二分　钩尖三钱，后下　天麻三钱　川贝三钱　橘皮钱半　麻黄二分，炙　全蝎二分，炙研冲　姜半夏钱半　杏仁三钱　安脑丸三小粒，分三次化服　吴萸四分　独活一钱归身三钱　虎骨三钱，炙

项宝宝　廿日晚上改方

去麻黄、桂枝、吴萸改三分，加郁李仁、麻仁、柏子仁各三钱。

项宝宝　十一月廿一日　二诊

脉涩而促，舌苔微觉化燥，肌肤干，目上视，有时能瞬，间或咳，肺部痰较昨日为少，呼吸亦较平，面色略有血色，病情较昨日佳，但仍在至危极险之中，希望则稍多。

乌犀尖三分，磨冲　蝎尾二分，炙研冲　秦艽钱半　胆草三分　钗斛三钱　川贝三钱　独活一钱　大生地三钱　橘络钱半　杏仁三钱　安脑丸三小粒，化服

药分三次服，犀角、蝎尾均分三次服，每次隔二点钟。

项宝宝　十一月廿二日　三诊

目瞬较活动，面色亦尚有血色，脉弦直，昨夜曾五次抽搐，一面服犀角，一面见抽搐，却是不经见之事，病情之重可知。

羚羊尖一分，磨分次冲　独活一钱　钗斛四钱　焦谷芽三钱　乌犀尖三分，磨分次冲　蝎尾三分，炙研分次冲　虎骨四钱，炙　秦艽二钱　归身五钱　枳实一钱

辟瘟丹药分二次服，每次隔二点钟

项宝宝　十一月廿三日　四诊

神气脉象都与前同，惟右手常自动，其动为机械

式，此由普遍性转属局部性，乃慢性脑症一定途径，恐此后有加无已，委实穷于应付，病久且复杂，而大肉尽削，正气不支，此无可如何之事也。

西洋参钱半　川贝三钱　天麻三钱　老山毛斛一钱
虎骨三钱　秦艽钱半　归身三钱　独活五分　金蜈散两黍许，
每次用一挖耳之量药冲服

中风

李先生　廿一年十一月十二日　初诊

类中，舌蹇不能言，右手不仁，面有火色，唇焦液干，此少阳胆腑为从火化者，衡量症情，尚在可愈之列，忌放血。

鲜生地五钱　天麻三钱　蝎尾二分，去毒炙研冲　竹沥二两，冲　独活一钱　归身三钱　秦艽钱半　滁菊钱半　回天丸一粒，化服

李先生　十一月十三日　二诊

脉洪大有力，血压太高，仍不能言，溲少，大便不行，口臭舌厚，且白，神志尚清，然病情较昨为劣，得大便当有佳象。

滁菊三钱　郁李仁三钱　天麻三钱　竹沥二两，冲　麻仁三钱　川连三分　鲜生地六钱　柏子仁三钱　枳实一钱

53

钗斛三钱　虎骨三钱，炙　梨汁半茶杯冲

　　此药分六次，每次服隔一钟。

　　李先生　十一月十四日　三诊

　　今日脉较缓，亦较安适，尚不能言，亦尚无大便，下午若能维持现状。明后日可冀能发言，当以弛缓神经为先务。

　　乌犀尖二分，磨冲　天麻三钱　蝎尾一分，炙研冲　虎骨三钱，炙　独活一钱　钗斛三钱　归身三钱　鲜生地六钱　知母一钱

　　药分四次，每次约隔两小时，仍用回天丸两粒。

　　李先生　十一月十五日　四诊

　　脉已缓软，热度亦净，神气颇好，右手能动，均佳，惟大便不行，其积不在肠，并非无积，舌腻口臭，皆胃中有积证据，前方尚中肯，不必多更动，连服二三剂，当能发言。

　　鲜生地五钱　川贝三钱　天麻三钱　虎骨三钱炙　乌犀尖一分，磨冲　秦艽三钱　羌活四分　蝎尾一分，炙研冲　枳实八分　知母一钱　钗斛三钱　梨汁一酒盅冲　回天丸一粒，化服　当归龙荟丸二分，入煎

　　十七日晨改方去龙荟丸、梨汁，加人参七分。

　　李先生　十一月十七日　五诊

　　色脉神气都好，惟舌苔甚厚，眠食无恙，而不能

发言，拟用调胃承气微荡之，其余理由详口说。

生锦纹四分，开水泡勿入煎　细生地三钱　天麻三钱
回天丸一粒，化服　钗斛三钱　乌犀尖一分，磨冲　独活一钱
虎骨三钱　枳实八分　竹茹三钱　腹皮三钱　归身三钱

李先生　十一月十七日　六诊

神色较好，语言清楚，脉亦不硬，惟胸闷痰多，吐不甚爽，舌色微黄，胃中已热，温药可减。

瓜蒌霜钱半　胆星一钱　独活一钱　制附片五分　姜半夏钱半　天麻三钱　桑枝五钱　竹沥二两冲　归身三钱
回天再造丸一粒，化服

李先生　十一月十八日　七诊

舌苔未化，口仍臭，脉平正，昨日灌肠，得粟粪不多，不为不适当，据舌色，宿积尚多，发热当是胜复，虽热并无危险，仍当用药攻下，不过不能过当，过分小心亦不是事。

人参须钱半，另煎　秦艽钱半　逍遥丸一钱，入煎　鲜生地四钱　麻仁丸一钱，入煎　独活一钱　钗斛三钱

此药分两次服，一次后仍服十五日方，约相距八点钟再将后半剂予服，明日当有多许大便。

李先生　十一月十九日　八诊
神气较好，脉按之却硬，此是大便不通之故。凡

神经病，腑气不通，风药往往不能取效，体气本虚，又恐不任攻下，以故药方不能过骤，论病情，危险时期已过，兹拟方备明日大便后之用，并兼治糖尿症。

滁菊二钱　炒怀药三钱　知母一钱　秦艽钱半　生蛤壳一两，打　鲜生地五钱　川贝三钱　独活一钱　钩尖三钱，后下　钗斛三钱　西洋参三钱，另煎　回天丸一粒，化服

李先生　十一月廿一日　九诊

脉象神气都好，惟舌苔不甚平正。昨日灌肠之后，但头汗出，致竟夜不得安寐，检查十九号方，不致如此，或者灌肠不如前次适当。头汗为脏气虚，拟略补之，发言不能多，亦是虚。

珍珠母三钱　鲜生地四钱　钩尖三钱，后下　川椒五粒，去目炒令汗　茯苓神各三钱　川贝三钱　秦艽钱半　蝎尾一分，炙研冲　西洋参三钱，另煎　橘白络各一钱　归身三钱　回天丸一粒，化服

另服老山毛斛，每日五分，用炭爨煨六个钟点。

二十三日改方加虎胫骨三钱炙、钗斛三钱，去川椒。

李先生　十一月廿四日　十诊

脉洪而数，口臭异常，其阳明经气与血本皆热化，又值天气恶热，是因热闷泛恶无疑，得辟瘟丹当佳，再与煎剂清热，或不致有变动。

薄荷一钱，后下　知母一钱　姜半夏钱半　鲜生地四钱

川连三分　竹茹钱半　秦艽钱半　防风八分炒　淡芩一钱
辟瘟丹半分，研碎化服

　　李先生　十一月廿八日　十一诊
　　色脉神气都好，舌苔黄厚，胃肠仍有宿积，肺部
却无疾，不气急，不出汗，均为出险症象。
　　虎骨胶二钱，炖烊后下　西洋参三钱，另煎冲　楂炭三钱
风斛三钱　羌独活各八分　枳实二钱　丝瓜络五钱　天麻三
钱　川贝三钱　腹皮三钱　木瓜三钱　全蝎二分，去毒炙研冲
归身三钱　回天丸一粒，化服

　　李先生　十一月廿九日　十二诊
　　下午忽然形寒发抖，脉数而热度增高，胸脘异常
不适，顷候色脉，并无坏象，现在自觉头中不适，其
不适处在颠顶，是因胃气上逆之故。何以忽然发抖，
殊费推敲，就色脉论，知其无妨而已。
　　珍珠母三钱，打　瓜蒌霜钱半　蒺藜钱半　钩尖三钱，
后下　白薇一钱　天麻钱半　桑枝三钱　川贝三钱　细生地
三钱　辟瘟丹半粒，磨冲

　　李先生　十一月三十日　十三诊
　　今日神气色脉都好，舌苔未全化，较前为佳。寒
热当不是疟，药力太骤，故见振慄，其实即是瞑眩，
右手较有力，未始非虎骨胶之功。为今之计，宁取稳

着，取效以渐，庶不生枝节。

鲜生地四钱　独活八分　归身三钱　钗斛三钱　茯苓三钱　竹沥一两，冲　天麻三钱　川贝三钱　瓜蒌三钱　回天丸半粒，化服

李先生　十二月四日　十四诊

色脉平正，口臭，舌苔厚腻，胃中热甚，故口干而头昏，此与气候太热有关，病已无险，胃热必须清化。

西洋参钱半，另煎　生石膏三钱　秦艽钱半　淡竹叶三钱　知母一钱　川贝三钱　钗斛三钱　归身一钱　郁李仁三钱　薄荷一钱，后下　梨汁一酒盅冲　回天丸一粒，化服

李先生　十二月七日　十五诊

脉甚平正，神气亦较好，惟言语仍不甚清楚，胃热则已减少，大便非涤肠不下，可见内部热势仍盛，寒则洞泄，热则便闭。

西洋参二钱，另煎　郁李仁三钱　秦艽钱半　鲜生地四钱　钗斛三钱　麻仁三钱　枳实二钱　柏子仁三钱　天麻三钱　回天丸一粒，化服

李先生　十二月十五日　十六诊

脉甚好，手与腿酸痛，不但是病，亦有气候关系。现在即无风病之人，亦多患手脚痛者，面有风色，此最关紧要，非使渐除不可。

鲜生地五钱　川贝三钱　丝瓜络五钱　木瓜三钱　知母一钱　蝎尾炙研冲，二分　天麻三钱　茯神三钱　虎骨三钱，炙　怀膝钱半　炙乳香二分，去油　生石膏二钱　梨汁一酒盅冲　加料回天丸半粒，化服

李先生　十二月十日　十七诊

色脉都好，面上风色亦除，仅手脚尚痛，大分妥当，更二候可冀复元。

吉林参钱半，另煎　钗斛四钱　绵仲三钱，炒　川贝母四钱　天麻三钱　虎胫骨炙，三钱　西洋参钱半　知母一钱　丝瓜络钱半　当归龙荟丸三分，吞　加料回天丸半粒

得大便后去龙荟丸，人参减至八分。

李先生　十二月廿四日　十八诊

左手脉大，右脉缓软，尚不算坏。遍右作痛，当是冬至节后关系，面色舌色均甚正当，可以长方调理。

西洋参三钱，另煎　焦谷芽三钱　虎骨四钱，炙　钗斛三钱　人参五分，另煎　赖橘红五分　钩尖三钱　姜半夏钱半　天麻三钱　桑枝钱半　当归龙荟丸二分，吞服　回天丸一粒，化服

李先生　一月十五日　十九诊

神气脉象甚好，眠食均佳。惟右手不能举，多动则痛，臂上肌肉不削，可以复元，中风已告一段落。面上风色亦除，继此可以日臻健全。

西洋参二钱,另煎　天冬三钱　天麻三钱　绵仲三钱,炒　归身三钱　玉竹一钱　独活一钱　菟丝子三钱　虎骨三钱　细生地三钱　怀药三钱,炒　枸杞三钱　滁菊二钱　钩尖三钱,后下　桑枝三钱　小活络丹一粒四分之一,化服　回天丸一粒,化服

第三期

恽铁樵　著

痴呆

朱官官　十一月廿五日　初诊

神呆，语言不伦，入晚为甚，呓语尤多，病得之受惊，已经年，虽尚能读书，其病在大脑，难治。

茯神三钱　珍珠母三钱　灵磁石三钱，煅研飞　生附子八分　归身三钱　太子参一钱五分，另煎冲　上好马宝二分，吞

此人十五岁神痴，半年中遽长长五寸，是脑中腺坏，无办法。

朱官官　十二月二日　二诊

病较好，但所好者是气血，其神明仍不能恢复，勉强镇压，致起反应，故寐中常欲起，病入大脑，大是难事。

生附子一钱　归身三钱　沉香二分，研末　乌犀尖一分，磨冲　珍珠母三钱，打　太子参五钱，另煎冲　磁石三钱，煅研飞　薄荷一钱，后下　吴萸四分　茯神三钱　逍遥丸钱半

马宝二分，吞服

朱官官　十二月五日　三诊

神气较活泼，目光较灵活，从前语无伦次，寐中坐起，伸手索物，诸恶疾均除。大是喜事。

生附子一钱　太子参一钱五分，另煎　灵磁石三钱，煅研飞　茯神三钱　乌犀尖一分半，磨冲　逍遥丸一钱五分，入煎　沉香二分，磨冲　上好马宝二分，研吞

朱官官　十二月七日　四诊

神气又较好。脉滑，舌润，有梦话，当再镇之。病见机转，惟此后体段能否不再长长则在不可知之数，面上湿瘰发乃益佳。

生附子一钱五分　珍珠母三钱，打　归身三钱　天麻三钱　沉香二分，磨冲　逍遥丸一钱五分　灵磁石三钱，煅研飞　乌犀尖二分，磨冲　上好马宝二分

朱官官　十二月十日　五诊

病情较佳，能发有次序言语，表明其所欲言，此为前次绝对所不能者。惜乎只到七八成，尚有一二成糊涂，大约药力之成效不过如此。此后持之以恒或能有分寸之进步，但求不开倒车即得。

龙齿三钱，煅　绵仲三钱，炒　逍遥丸钱半　辰砂五分，研飞入煎　磁石三钱，煅研飞　钗斛三钱　人参须五钱，另煎冲

归身三钱　沉香二分，磨冲　乌犀尖一分，磨冲　上好马宝
一分，吞服

朱官官　十二月十六日　六诊

病已瘥十之七，惟近来体格特速增长，此是脑中
腺体失其平衡，此无旧例可援，能否竟全功，实无把
握，胸闷当再用辛温降之。

生附子一钱　朱茯神三钱　绵仲三钱，炒　淡吴萸三分
逍遥丸钱半，入煎　钗斛三钱　灵磁石三钱，入煎煅研飞　归
身三钱　上好马宝一分，冲

胆热

方官官　十一月廿八日　初诊

头痛，痛在眉棱骨，频发，可两月许。瘠甚，肌
肤干，血不足，其来已渐，当是因近来气候燥，肝胆
应之而见，此本来肝虚故也。

钩尖三钱，后下　桑芽三钱　瓜蒌霜钱半　钗斛三钱
归身三钱，炒　防风一钱　当归龙荟丸二分，吞服

方官官　十一月三十日　二诊

色脉较好，惟瘠甚，寐中咬牙，仍是胆热。现在
脉已平，可补，饮食寒暖宜慎。

江西子一钱　菟丝子三钱　归身三钱　人参须钱半
枸杞三钱　钗斛三钱　绵仲三钱　茯苓神各三钱　钩尖三钱
知母一钱

方官官　十二月四日　三诊

瘠甚，项间结核，虚故也。舌色甚不平正，恐不
免动血，眼球痛，最初当是感风，不事疏解，致久留
成痼疾，现在以治虚为先务。

钩尖三钱，后入　钗斛三钱　枸杞三钱　天麻三钱　归
身三钱　菟丝子三钱　独活五分　绵仲三钱，炒　山慈菇三
钱　秦艽钱半　人参须钱半

方官官　十二月八日　四诊

项核已消，尚未净除，此是病之机转，咳痰不出，
当是肺燥，虚甚，还宜补，病属损症。

天麦冬各三钱　橘红络各一钱　炒防风一分　象川贝
各三钱　绵仲三钱，炒　秦艽钱半　杏仁三钱　归身三钱
鲜生地四钱　山慈菇二钱

方官官　十二月十二日　五诊

项核尚有些微，脉缓滑，较前为有胃气，多涕眼
皮肿，当是湿，然不见伏病证据。

滁菊钱半　归身三钱　橘络钱半　辛夷四分　绵仲三
钱，炒　山慈菇三钱　防风八分，炒　细生地四钱　赤白苓

各三钱　天麻三钱

湿毒

席左　十一月廿九日　初诊

脉数，舌苔黄糙而厚，形寒骨楚，先患浊，现在有湿毒上行倾向，此有危险。

炒黄柏五分　车前子三钱，炒　炒荆防各八分　草薢二钱　细生地四钱　秦艽钱半　赤猪苓各三钱　木通一钱　海金沙三钱　钗斛三钱

席左　十二月一日　二诊

面色神气均不甚好，脉尚平正，舌苔干厚，自觉胸中热，腿弯酸，溲短赤，化湿当兼顾阴分，并略疏外感。

炒荆防各八分　细生地四钱　草薢一钱五分　知母一钱　钗斛三钱　天冬三钱　生草梢一钱　木通八分　海金沙钱半　茯苓四钱　元参一钱　川连二分

席左　十二月三日　三诊

脉滑，舌苔黄燥，里面热甚，故外面形寒，此当九龙丸下之，虽虚甚，亦当下，无可避免，否则将来不可收拾。其喘因腑气不通。

鲜生地四钱　川连三分　羌活四分　竹茹一钱五分　知母一钱　淡芩一钱　防风一钱，炒　草梢一钱　九龙丸两小粒，吞

席左　十二月四日　四诊

大便已行，仍热甚。面色晦滞异常，本气喘，较之下后息高者有间，虚则确当暂补之，正气恢复，若邪未净，然后再攻之。

钗斛三钱　天麦冬各三钱　桑枝五钱　生草梢一钱　知母一钱　杏仁三钱　赤猪苓各三钱　萆薢五钱　归身三钱　秦艽一钱半　象川贝各三钱

席左　十二月六日　五诊

气喘平，面色较亮，脉亦好，尚有余波，大分已妥当。

钗斛三钱　萆薢钱半　天冬三钱　西洋参钱半，另煎　赤猪苓各三钱，炒　车前三钱　鲜生地三钱　生草梢八分　炒黄柏四分　木通八分

席左　十二月九日　六诊

前日已甚好。六号方本是调理，今忽增剧，面色暗晦，气喘是必夜起更衣感寒所致，舌色已化热，无汗而喘，当略汗之。

炒荆防各八分　淡芩一钱　象川贝各三钱　香葱白一个

秦艽钱半　炙苏子三钱　杏仁三钱　羌活五分　生草梢一钱
橘络钱半

疳积

唐宝宝　十二月一日　初诊

肌肉尽削，皮肤暵干。大便不实，面色无神，舌剥而脚肿，臀部仅存皮骨，疳积已成，难冀挽救。

生熟地各三钱　归身三钱　枸杞三钱　钗斛三钱　江西子一钱　炒绵仲三钱　制附片五分　姜半夏钱半　炒潞党一钱　蚵皮丸半粒，化服　蝎尾一枚，炙研冲

唐宝宝　十二月二日　二诊

肉削而脚肿气急，大便复不实，深虑不能维持。痰多咳嗽，皆因虚故。

制附块六分　江西子一钱　川贝三钱　吴萸三分　茯苓神各三钱　归身三钱　钗斛三钱　姜半夏一钱　大生地四钱　麦冬三钱　太子参钱半，另煎冲

唐宝宝　十二月三日　三诊

顷见咳而涎黏，下黑粪，次数较少，颇见热化，虚甚当补。现在温药已在可商之列，咳非重要主症。

太子参一钱，另煎　桑皮钱半，炙　绵仲三钱，炒　蝎

尾一分，炙研冲　天麦冬各三钱　橘红络各一钱　菟丝子三钱
杏仁三钱　江西子一钱，炒　枸杞三钱　南枣五枚去核

唐宝宝　十二月五日　四诊

面部火色遽退，皮宽，形状较前为劣，其实病情较前为佳，先是假象，今见病容，虽非病退，较正当也。疳积已成，本是难事，当无充分柄握。

炙紫菀一钱　炙桑皮五钱　炒绵仲三钱　天麦冬各三钱　橘红络各一钱　南枣五钱　杏仁三钱　江西子一钱，炒

另服老山毛斛每日五分，炭墼炖浓汁服。

唐宝宝　十二月七日　五诊

目光暗，肉削，咳嗽痰多，大便不实，脾肾先坏，肺亦随之，病诚危险。今日候色脉，却有一二分生路，尚有希望。

江西子一钱　菟丝子三钱　天麦冬各三钱　砂仁八分，研后下　焦谷芽三钱　枸杞三钱　杏仁三钱　芡实三钱　绵仲三钱，炒　归身三钱　生熟地各四钱　象川贝各三钱

唐宝宝　十二月十日　六诊

大便不实，肌肉削而面肿，微见气急，内脏已坏，挽救为难。

江西子钱半，土炒　大熟地三钱　归身三钱　鹿角霜一钱　钗斛三钱　芡实三钱　炒潞党钱半　茯苓三钱　砂仁八分

产后病

张奶奶　十二月二日　初诊

产后六个月，脉微，面色舌色都不正路，脘闷而痛，腰酸，冲气上逆，不能耐劳，是肝肾皆有伤，病须速治。此后一步，当见骨蒸、潮热、盗汗，则蓐劳成矣。

归身二钱　逍遥丸钱半, 入煎　枸杞三钱　细生地三钱　绵仲三钱, 炒　钗斛三钱　制香附三钱　菟丝子三钱　茯神三钱

张奶奶　十二月五日　二诊

脚酸甚，仍见冲气上逆，胃纳较前佳，面色稍嫌暗晦，产后六个月。

制香附四钱　生熟地各三钱　绵仲三钱, 炒　茯神四钱　归身三钱　秦艽钱半　砂仁八分, 研　炙苏子三钱　钗斛三钱

张奶奶　十二月八日　三诊

产后六个月，咳嗽气急，腿酸舌见虚象，面色较前略佳，是当补。

天麦冬各三钱　杏仁三钱　枸杞三钱　人参须钱半　绵仲三钱　茯苓三钱　蛤蚧尾六分, 炙研冲　菟丝子三钱

钗斛三钱

张奶奶　十二月十一日　四诊

气急较好，脉舌平正，面色不甚华，胃纳不香，余无他。

人参须钱半　炙苏子三钱　归身三钱　江西子一钱，炒　蛤蚧尾三分，炙研冲　茯苓三钱　杏仁三钱　绵仲三钱，炒　钗斛三钱　枳壳八分　焦谷芽三钱

咳嗽

吴右　十二月六日　初诊

脉起落不宽，全无胃气，面无血色，咳嗽气急痰腥，病三个月，然不止三个月，以色脉测之，当在年半以上，舌光无味蕾，肺胃均有内伤，难治。

炙紫菀一钱　人参须一钱，另煎　菟丝子三钱　炒款冬一钱　天麦冬各三钱　钗斛三钱　绵仲三钱，炒　生甘草五分　獭肝二分，研冲

吴右　十二月八日　二诊

药后无甚出入，病深为程远。咳时两胁痛，其痛当在肺尖，此种是大叶肺病，难治。

桑皮一钱　橘红一钱五分　人参须七分，另煎　杏仁三

钱　五味子二分　川贝三钱　麦冬三钱　生甘草六分　桔
梗四分　钗斛三钱　款冬一钱　炙苏子钱半　归身三钱

　　吴右　十二月廿三日　三诊
　　肺气尚勉强，痰白沫及绿色均不妥当，此因不忌
口之故。风邪入肺络不得出，现在面肿，将来且背肿，
其末路可以使背骨隆起，喘不得宁。
　　麦冬三钱　杏仁三钱　象川贝各三钱　五味子三分
桑皮钱半　款冬一钱，炙　细辛一分　橘红钱半

　　吴右　十二月廿九日　四诊
　　脉虚，本来虚实互见，药后咳嗽增剧而胸闷，是
虚不任药，涕泣俱出，亦是虚症。
　　五味子五分　炒乳香三分，去油　炙紫菀一钱　麦冬三
钱　象川贝各三钱　桂枝三分　炒乌药八分　杏仁三钱　益
智仁五分　人参须八分，另煎

无脉

　　宣官官　十二月七日　初诊
　　两手无脉，人迎旁左乳下均不跳动，是心房已寂，
当然是险恶万分之候。舌边光，无汗，亦不泻，既非
陷，亦非脱，是阳为阴遏果尔，则脉尚可冀其再出，

病十日以上，始终无汗是失表证，当汗之。但此亦知其不可而为之。脉若暴出不救，微续者生。

麻黄炙，三分　葛根一钱　炙草六分　杏仁三钱　柴胡八分　吴萸二分

谨按：动脉与心房相应，左乳下不动，是心寂，心寂故寸口人迎皆不至。所以致心寂者，此本表实当发汗者，而医予大剂犀角地黄远志及牛黄丸紫雪丹，得之遂使心房麻痹。然静脉之行不与心房相应，心房虽寂，呼吸尚不急促，爪下血色未变，是静脉尚行可知，如此者，法在十二点钟以内不死，失此不治，或再误治，遂死。云脉暴出者死，微续者生者，本仲景法。所以然者，脉暴出为静脉不复行，则动脉暂起代偿作用，故当死。脉微续则是心房复动之候，寸口距心房绝远，心房势力当以渐及寸口故也。此儿得先生药后，战栗发狂，继以微汗而寐，脉乃出，窃谓此证若使西医治之，必用强心针，用强心针必死。何也？强心针是姜桂附子之比，不能透发故也。先生见其为失表而汗之，麻黄下咽，死者复苏，虽越人入虢之诊，何以加诸。

宣官官　十二月八日　第二次诊

两手脉已出，昨夜得微汗，下半夜能寐，均佳。现在病虽转机，尚有痉意，仍在险中，却已有希望。

茯苓神各三钱　炒枣仁三钱　枳实二钱，炒　竹茹三钱

归身三钱　炙草六分　羌活四分　秦艽一钱半　加焦谷芽三钱

宣官官　十二月九日　三诊

唇疳，大便不行，引饮，咳不爽，脉与舌色尚平正，汗亦不多，微躁，稍烦，面色时红时白，亦不正路。现热虽退，尚未可乐观，恐须出疹，故必须忌口。

薄荷一钱，后下　象川贝各三钱　归身三钱　竹茹钱半
杏仁三钱　炙草六分　花粉一钱　枳实八分　焦谷芽三钱
茅根三钱

十一号改方去薄荷，加炒扁衣三钱、炒建曲一钱、木香三钱、石斛三钱。

宣官官　十二月十七日　四诊

舌绛咳不爽，肺胃均热，虚甚，皮宽肉削是其证也。目光神气不甚好，调护尚须格外注意，免生枝节。

炙紫菀一钱　象贝三钱　归身三钱　麦冬三钱　橘红钱半　细生地三钱　杏仁三钱　瓜蒌霜一钱　钗斛三钱　赤白苓各三钱　梗通八分　茅根三钱

宣官官　十二月廿一日　五诊

热退，脉静。干咳无痰，神气仍不甚好，目无神，唇焦，舌色尚好。病已出险。本元太亏，仓猝难恢复。

归身三钱　杏仁三钱　茯神三钱　麦冬三钱　象川贝

各三钱　　焦谷芽三钱　　细生地三钱　　江西子一钱，炒　　钗斛
三钱

喘咳

季右　　十二月十六日　　初诊

痰喘，因天冷复发。顿嗽甚剧，不爽，舌润是寒，
温之。

干姜炭三分　　象川贝各三钱　　杏仁三钱　　五味子三分
橘红络各一钱　　瓜蒌霜钱半　　细辛半分　　桂枝四分　　归身三
钱　　制香附三钱　　炙苏子三钱　　蛤蚧尾三分，炙研冲

季右　　十二月十八日　　二诊

气喘甚剧，发热形寒，剧咳则有微汗，骨楚甚，
与镇咳剂，咳嗽略瘥，余证都不见减，拟改用桂枝。

桂枝二分　　杏仁三钱　　羌独活各四分　　麦冬三钱　　炙
苏子三钱　　橘红络各一钱　　五味子三分　　秦艽钱半　　象川
贝各三钱　　蛤蚧尾六分，炙研冲　　防风一钱　　淡芩一钱　　瓜
蒌霜钱半

季右　　十二月廿二日　　三诊

脉虚，舌色甚正路，咳与气喘较前略平，又见心
房衰弱症，此不可以刚剂，虑其肿。

茯苓三钱　焦於术一钱　枣仁三钱，内研　桂枝二分
炙草四分　杏仁三钱　归身三钱　象川贝各三钱　橘红络各
钱半　秦艽钱半　猺桂心一分，研丸吞　人参须八分，另煎
炒荆防各五分　炙苏子钱半

季右　十二月廿三日　四诊

脉滑而散，心房衰弱已甚，以故服补剂胸闷反得
差减。可见胸闷确却是假象，是虚痞，自言痰在胸脘
作声，此是悬饮，苓桂术甘为对症之药。
赤白苓各四钱　焦白术一钱　杏仁三钱　归身三钱
桂枝二分　炙草四分　川贝三钱　人参须钱半，另煎　橘红
络各一钱　蛤蚧尾四分，炙研冲　猺桂心一分，研丸吞

季右　十二月廿六日　五诊

脉虚甚，咳不爽，痰亦不爽，气急鼻扇，胁下震
痛，虚实互见，候其舌色，尚可自支，当及今表之，
并兼顾其虚，或可取效。
五味子三分　杏仁三钱　川象贝各三钱　细辛一分
瓜蒌霜钱半　橘红络各一钱　归身三钱　茯苓神各三钱

季右　十二月廿八日　六诊

气急略减少，神气亦较好，惟虚甚，候其脉象，
非温补不可。
人参须一钱　干姜炭二分　川贝三钱　茯苓神各三钱

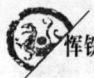

麦冬三钱　杏仁三钱　归身三钱　枸杞三钱　陈阿胶钱半，炖烊冲

季右　十二月三十日　七诊

虚甚，不受补。环唇青色，脘下痞闷硬，痰饮为患，血管不通，攻之虽适，取快一时，毕竟非法，是当斡旋。

象川贝各三钱　炙款冬一钱　茯苓三钱　杏仁三钱　炙桑皮钱半　归身三钱　姜半夏钱半　瓜蒌霜钱半　江西术一钱　回天丸半粒，化服　橘红络各一钱　左金丸四分，入煎　桂枝二分

头痛

陈太太　十二月十七日　初诊

脉甚虚，头偏痛异常，旧患肋膜炎，本是肺症，现在咳时鼻孔扇张，亦即肺组织有硬化处之故，最易喘咳。头痛是肝阳。

滁菊二钱　煅龙齿三钱　茯苓神各三钱　钩尖三钱，后入　逍遥丸一钱，入煎　生石决三钱　桑芽三钱　制香附三钱　归身三钱　川贝三钱

陈太太　十二月十九日　二诊

舌苔花脉软，面部似乎微肿，纯粹是虚象，满头

皆痛，因虚甚，不能悍药。呕吐属肝逆，宜疏达与清镇并用。

炒柴胡五分　牡蛎三钱　川连三分　人参须一钱，另煎姜半夏钱半　钗斛三钱　煅龙齿三钱　瓜蒌霜钱半　制香附三钱　归身三钱　藁本四分　钩尖三钱，后下　茯神三钱蛤蚧尾三分，研冲

二十日改方加逍遥丸一钱，去柴胡、牡蛎，加滁菊钱半、绵仲三钱。

另用细辛一分、薄荷一钱、防风八分、公丁香四分研细末。

陈太太　十二月廿一日　三诊

脉洪而散，是心房肿大之脉。前次之脚肿，腹肿，是因心房肿而肿，乃是虚胀，此为主要病症。头痛虽略瘥，但非主要病症，面色暗晦而浮，此与脉相应，能渐转白亮者为吉，否则不久腹部与脚必再肿，脏气已伤，不能攻，拟天王补心丹主之。

麦冬三钱　归身三钱　牡蛎三钱　茯神三钱　川贝三钱钗斛三钱　人参须一钱半　枣仁三钱，炒研　细生地三钱赤豆二两，泡汤去豆代水煎药

陈太太　十二月廿三日　四诊

脉虚甚，虽虚，肾于洪散之脉，心脏肿大见减，此是病之机转，比较有希望。病久且重，见虚脉、虚

症，方为正当。溲多亦好，肾脏排泄有权，可冀其不再肿。

人参须一钱，另煎冲　川贝三钱　枣仁三钱，炒研　麦冬三钱　橘络五钱　细生地三钱　归身三钱　茯苓神各三钱　霍斛一钱，自加另煎冲　赤豆四两，泡汤去豆代水煎药

陈太太　十二月廿四日　五诊

昨日至今，神志不甚清楚，烟亦不能照常，脉则较昨为硬，脉以虚为是，硬反不正当，不过并非显然硬脉，尚冀一二日后能转缓和也。

归身三钱　细生地三钱　棕皮炭三钱　炙紫菀一钱　茜根炭三钱　茅花一钱半　川贝三钱　麦冬三钱　薤白一钱　制香附一钱　人参八分，另煎冲

今日霍斛另服，药中似不妨酌加烟。

陈太太　十二月廿五日　六诊

仍迷睡，略见鼻扇，脉则较前昨为佳，其鼻扇是气道窒，尚能与心脏协调，寐中口张，舌剥不能转侧，虚极之症，虚固不待言。所可虑者，不能吸烟，此则必须设法。以脉象论，能否明后日清醒，未敢断言，暂时无险，则可预知。

竹沥二两，冲　归身三钱　麦冬三钱　炒枣仁三钱，研　橘络钱半　人参须钱半，另煎　紫菀一钱，炙　川贝钱半　钗斛三钱　姜半夏钱半　桑皮一钱，炙

药分次徐服，尽黄昏十二时吃完，加人参五七分更好。

吐血、心房病

沈左　十二月廿四日　初诊

前曾吐血，现有潮热、盗汗，休养中，脉甚数，呼吸则平，此殊不合权衡，据西法用透视镜，说心放大然则是心有病，故脉搏与呼吸不相应，其吐血当是受伤，身半以上腔膜之间有隐痛处，即是受伤处，并非肺病（因在肺病疗养院故云）。

麦冬三钱　细生地二钱　归身三钱　钗斛三钱　茯神三钱　枣仁三钱，炒　牡蛎三钱　茜根三钱　藕节五个

谨按：此男子十八岁，曾吐血，今咳而胸膈痛，自汗、盗汗、面肿，肛生虫，西医云肺病第二期，先生谓非肺病，是心脏病，所以知之者，诊其面色、舌色都无病，但脉数，脉数而呼吸平，故云非肺病，是心脏病。其吐血，咳而痛，始得之受伤，尚未足为肺病。肺病者，必及肾，肾虚则盗汗，今面色舌色不变，而有盗汗，是胃热而汗也。必其饮食温覆过当所致。凡肾病者足肿，今肿在面，是中宫窒塞之候，更可证其汗为胃热，不为肾虚。凡虫蚀肛者必涕泣俱出，形不足，今不尔，必以牛肉落花生同食而致虫生，其脉

不与呼吸相应，则为心与肺不协调，所以不协调者，必西医以为肺病而多进酸素及麻醉中枢神经之药故也。西医既用镜照见心脏放大，则此病当治心，不当治肺审矣。

沈左　十二月廿四日　二诊

脉已不数，色脉都平正。据说面肿，肿亦不妨，略见血，亦不得指为肺病，以无肺病证据之故。止血即得，菌学将来有根本动摇之日，不可为训也。

细生地三钱　藕节五个　茯苓三钱　老三七二分，研冲　绵仲三钱，炒　归身三钱　茜根炭三钱　桑枝三钱　炒百部三分

沈左　十二月廿六日　三诊

脉仍略数，觉心跳，左胁痛，腰酸，所指为肺病者，证据仅此，神气血色甚好，恐心跳正是服药造成者。

枣仁三钱，炒　绵仲三钱，炒　归身三钱　茯神三钱　菟丝子三钱　细生地四钱　麦冬三钱　枸杞三钱　橘络一钱半　川贝三钱　桑枝三钱　藕节五个

沈左　十二月卅一日　四诊

脉数异常，近两日自觉心跳异常，血色华，气不急，是纯粹心房病，并无肺病证据。眠食如常，惟不

知饥，病在心肌神经，如此脉象，稍久恐有变化，不知在杭州所服何药，当是服提神品太过，故显如此脉象，非细故也。

茯神三钱，辰砂拌　乌犀尖一分半，磨冲　钗斛三钱　归身三钱　细生地三钱　濂珠粉三厘，冲服　川贝三钱　上好马宝二分，吞服

沈左　正月二日　五诊

脉较平正，心跳较减，前方得效，如此执果溯因，其为心肌神经病灼然无疑。早起脉迟缓，晨午间渐数，此是虚，须加意节劳。

人参须一钱八分　归身三钱　川贝三钱　乌犀尖一分五厘，磨冲　茯神三钱，辰砂拌　钗斛三钱　濂珠粉三厘，吞服　枣仁三钱，炒　细生地三钱　白芍钱半

沈左　一月四日　六诊

脉细数涩是虚，心跳较好，虚不耐劳，故行动仍感震宕。镇摄之外，法当兼补。

人参须一钱半，另煎　制香附三钱　乌犀尖一分，磨冲　茯神三钱　归身三钱　濂珠粉三厘，吞　细生地三钱　川贝三钱　砂仁七分，研

沈左　一月六日　七诊

脉气较安详，神色亦好，心房病除十之九，痰多，

容易商量。

人参须钱半，另煎　茯神三钱　归身三钱　川贝三钱
枣仁三钱，炒研　绵仲三钱，炒　橘络一钱半　浮小麦五钱
江西子八分，炒　姜半夏一钱

沈左　元月九日　八诊

脉数躁而涩，不如六号。据说运动则心跳，此本
当长时期静养之病，当多坐多睡，少说少走。

茯神三钱　枣仁三钱，炒　人参须一钱，另煎　橘络一
钱半　乌犀尖一分五厘，磨冲　濂珠粉三厘，吞　川贝三钱
炒绵仲三钱　归身三钱　莲子心三十个　安宫牛黄丸一粒四
分之一，化服

沈左　一月十二日　九诊

脉仍嫌数，较之九号略好，行动仍感心跳，亦尚
仍有盗汗，其余面色舌色都好，眠食亦佳，神气安详，
是此病紧要关键现已无险。

人参须一钱半　杏仁三钱　牡蛎三钱　茯苓神各三钱
归身三钱　浮小麦五钱　天麦冬各三钱　细生地三钱　牛
黄安宫丸一粒四分之一，化服

沈左　一月十七日　十诊

脉仍数，无胃气，亦仍心跳，饭后为甚。心房病
未除，胃亦有病，仍不能乐观。

人参须钱半　生熟地各四钱　生白芍一钱半　茯苓神各三钱　钗斛三钱　归身三钱　天麦冬各三钱　牡蛎三钱

另，马宝四分　乌犀尖四分，磨　濂珠粉一分　辰砂二分，研飞

（此四物先各研令极细，再合研令匀，瓶贮，每日服二分，药过服）

此方服后，其病遂除，更阅二月，其戚（庄时俊）告云，此人病愈后已发胖。

腹胀

孔右　十一月廿一日　初诊

腹部胀硬，舌无苔，脉软，气短，不能进食，食则呕，便溏，病已四年，自觉有气攻动，经不准，少而黑，是气血并病，属虚胀，攻之则益剧，当补，补而闷转，闷转补药力及谷，当瘥。

柴胡八分，炒　归身三钱　大生地四钱　炒潞党二钱　佐金丸三分，吞服　江西子一钱半　炒枳壳一钱　制香附三钱　姜半夏钱半

孔右　十一月廿三日　二诊

腹胀略见瘥减，呼吸仍见短促，舌有虚象，呕则已止，病在肝肾，劳动则心跳，虚象显然。

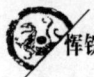

江西子一钱半，炒　钗斛三钱　绵仲三钱，炒　制香附三钱　归身三钱　菟丝子三钱　木香一钱半　大生地三钱　枸杞三钱　逍遥丸 钱半，入煎

孔右　十一月廿六日　三诊

腹胀得瘥减，脉仍弱，气仍促，药力尚未及穀，当再补之。惟其脏气虚，所以虽胀当补，舌色恢复常度，是病已见机转。

熟地三钱　炒潞党一钱五分　绵仲三钱，炒　炙芪一钱半　江西子一钱，炒　菟丝子三钱　枸杞三钱　钗斛三钱　逍遥丸一钱，入煎　川贝三钱　制香附三钱　猺桂心一分，研九吞

孔右　十一月廿九日　四诊

胸脘腹部都不胀，但肢酸，面色、脉象亦较前为佳，病已转机，肢酸毕竟非重要之点。

钗斛三钱　绵仲三钱，炒　枸杞三钱　潞党三钱　秦艽一钱半　炙芪三钱　归身三钱　菟丝子三钱　逍遥丸一钱，入煎

孔右　十二月三日　五诊

色脉平正，现咳颇剧，是常发之旧病，心下悸，行动稍劳则喘，肾亏而有积饮，故痰白薄。

茯苓神各三钱　橘红络各一钱　天麦冬各三钱　炙苏子三钱　炙款冬一钱　焦白术一钱　杏仁二钱　绵仲三

钱，炒

孔右　十二月六日　六诊

昨日吐血，据说是旧病，气候冷则发。脉舌尚平正，而自觉心跳异常，目赤，咳时膈旁震痛而气急，病在肺络，病深而大，先止血，然后调理，绝非仓猝可以除根。

大生地三钱　棕皮炭三钱　乌犀尖一分，磨冲　茜根炭三钱　炙紫菀一钱　茯神三钱　象川贝各三钱　炒黑荆芥四分　杏仁三钱　炙苏子三钱　五胆墨汁冲半酒盅　鲜童便冲半茶杯

（此药可十二钟点内可连服两剂，第二剂去犀角，并用热酒烫脚。）

孔右　十二月七日　七诊

血仍未止，脉促较甚，膈旁痛而心跳，肺络损坏处不能遽敛，则危险较多。

大生地四钱　茯神三钱　麦冬三钱　地榆炭一钱　老三七二分，研冲　赤芍一钱五分　炙紫菀一钱　棕皮炭三钱　桑枝三钱　草决明三钱　茜根炭三钱　川连二分　五胆药墨半酒盅冲　鲜童便半茶杯冲　胆草一分，打碎泡汤代水煎药

孔右　十二月九日　八诊

外寒愈盛，里热愈炽，热则血皆上行，现在吐血

85

虽止，目赤即是血郁于上之证，肝胃气亦逆，故咳不止。

枳实一钱　夜明砂四分，炒枯　归身三钱　竹茹一钱五分　草决明三钱　炙紫菀一钱　桑芽三钱　川连三分　杏仁三钱　炒黑荆芥六分　五胆药墨汁半酒盅冲

孔右　十二月十二日　九诊

咳剧则目痛，并见气急，血则已止，肺络有瘀，大是难治，因攻瘀则动血也。

归身三钱　炙苏子三钱　夜明砂七分，炒枯　炙紫菀一钱五分　赤芍一钱五分　炙款冬一钱　杏仁三钱　制香附三钱　象川贝各三钱　滁菊一钱五分　茜根炭三钱

孔右　十二月十五日　十诊

咳不爽，气急目赤诸恙均不见减，脉虚甚，全无胃气，前曾吐血。目赤为血菀于上，脉不当弱，病与脉不相应，当攻。

桃仁三钱　旋覆花一钱，包　炙紫菀一钱　象川贝各三钱　五味子二分　炙桑皮一钱　杏仁三钱　赤芍一钱五分　制香附三钱　川连三分　茯神三钱

孔右　十二月十六日　十一诊

左脉甚虚，右脉有起色，病情亦较瘥减，虚反攻之而得效，可知应当从治。

桃仁三钱　杏仁三钱　五味子三分　红花一钱五分　川连三分　炙紫菀一钱　赤芍一钱五分　麦冬三钱　制香附三钱　归身三钱　茯神三钱

孔右　十二月十九日　十二诊

色脉较前为正当，目赤较瘥，病机已转，不可再攻，呕仍是少阳。

淡芩一钱　西洋参一钱五分　钗斛三钱　归身三钱　茯苓神各三钱　枳实八分　草决明一钱五分　青陈皮各一钱　竹茹一钱五分　炙紫菀一钱　杏仁三钱　麦冬三钱

感冒

宋先生　十二月廿二日　初诊

时邪感冒，太阳未罢，遽服泻药，因而腹胀。其表证仍不解，且益甚，乃必至势，当先解外。

葛根一钱五分　川连三分　茯苓三钱　秦艽一钱五分　薄荷一钱，后下　枳实一钱　扁衣三钱，炒　防风八分，炒　淡芩一钱　竹茹一钱五分　建曲一钱，炒　焦麦芽三钱

宋先生　十二月廿四日　二诊

舌色鲜明，热有起伏，而夜甚，腹微胀，微躁烦，此因太阳未罢，遽用泻药，表邪内陷，正气遂

虚，所以如此。手微战动，少阴证兼见神经性，此不可忽视。

炙麻黄二分　杏仁三钱　葛根一钱　象川贝各三钱 炒防风一钱　归身三钱　姜半夏一钱　薄荷一钱，后下　炙草六分　秦艽一钱五分　川连二分　新会皮一钱

宋先生　十二月廿五日　三诊

舌色化燥，脉洪滑带数，自觉口中燥，引饮，大便色红薄，粪有药气味，此种可以证之肠胃不和，肠与胃不能协调，则胃气上逆，此所以头痛非常，大段不错，尚无大害，更两三日可全愈。

枳实一钱　花粉一钱　归身三钱　扁衣三钱，炒　竹茹一钱五分　秦艽一钱五分　知母一钱　建曲一钱，炒　淡芩一钱　白薇一钱　赤白苓各三钱　川连二分　葛根一钱　香葱白二个

宋先生　十二月廿七日　四诊

热有起伏，喉右面红肿，面部见红点，口臭，舌苔燥，亦厚腻，舌尖微见劫津苔，此是冬温夹斑之候，泄泻多为病进，泻止红点出为病退，现在虽见轻减，仍在吃紧之际。

炒牛蒡一钱五分，研　象川贝各三钱　白薇一钱　川连三分　炙姜蚕一钱五分　杏仁三钱　扁衣三钱　薄荷一钱　防风一钱　钗斛三钱　淡芩一钱　竹茹一钱五分

宋先生　十二月廿九日　五诊

下午热高，舌苔黄糙，大便不实，呼吸脉搏均佳，喉痛尚未全除，病无问题，只是好得太慢。

白薇一钱　木香一钱五分　赤白苓各三钱　炙苏子一钱五分　炙姜蚕一钱五分　扁衣三钱，炒　归身三钱　象川贝各三钱　川连三分　建曲一钱，炒　炙草五分　枳实八分，炒　竹茹一钱五分

第四期

恽铁樵　著

神经系病

陶左　十二月五日　初诊

脊不能屈，面上肌肉䐃动，目瞬亦与常人不同，可谓瞳视非常，此其病不在脊骨，乃延髓化硬，神经系病也。三年以上，即无法恢复，不过五年中可无生命之险。

乌犀尖分半，磨冲　秦艽钱半　独活一钱　胆草二分
天麻三钱　全蝎二分，炙研冲　归身三钱　蒺藜三钱　钩尖三钱　加料回天丸半粒，化服

肝阳

吴左　十二月六日　初诊

头眩艰寐，不过肝阳，食后觉痛，乃轻度胃病，是因肝病，胃尚浅，不难治也。

佐金丸三分，入煎　竹茹钱半　炒乌药六分　滁菊钱半

枳实八分　沉香曲八分　钩尖三钱　淡芩一钱　桑芽三钱

崩漏

俞右　十二月六日　初诊

产后经不调，一月二次行，有时淋漓不净，胸闷腹胀，有气攻窜，阅时已三年，肝虚肾热，血不归经，当疏肝为主，不能遽补。

制香附三钱　天冬三钱　赤芍钱半　茯神三钱　绵仲三钱，炒　大生地三钱　归身三钱　川楝肉八分，炒　桑枝五钱　玉液金丹化服，一粒

胃痛

杨左　十二月七日　初诊

中脘胁下均痛，进食益甚。痛甚则噫气，噫略可忍，得呕亦略瘥，吃粥尚可，此痛在胃。腹中有气攻动，脉细，舌色略见热象。

炒乌药八分　姜半夏钱半　茯神三钱　沉香曲一钱　炙乳没去油，各四分　制香附三钱　归身三钱　炒白芍钱半　淡芩一钱　钗斛三钱　制川乌三分

腰酸

毛左　十二月九日　初诊

腰酸在后面正中，是腰膂之部，为力所自出，故知是受伤。色脉无恙，并不为害，脏气未动故也。

归身三钱　七厘散一分,绍酒冲服　绵仲三钱　桑枝三钱　炒黑荆芥六分　枸杞三钱　老三七二分,研冲　萆薢钱半　菟丝子三钱

肝阳

杨右　十二月九日　初诊

脉缓软，舌色平正，所患是肝阳，颇与色脉不合，此必因峻补不适当而然。

滁菊钱半　逍遥丸一钱,入煎　钗斛三钱　知母一钱　桑芽三钱　茯神三钱　归身三钱　川贝三钱　钩尖三钱,后下　生石决三钱,打　绵仲三钱,炒

疟疾

张左　十二月十日　初诊

寒热往来无定时，脉软，舌燥，苔黄，胸脘却不

92

闷，口亦不苦，是疟而非少阴证，当是少阳之经气感燥热而然。

白薇一钱　秦艽钱半　竹茹钱半　钩尖三钱，后下　羌活四分　花粉一钱　桑枝一钱　常山七分　茯苓三钱

肺病

龚宝宝　十二月十日　初诊

面色脉象尚勉强，惟稍呆滞带晦，舌剥，气急，鼻扇，喉有痰声，此数层皆吃紧，尤劣者，在昨日曾吐血，此肺络受创故也。痧子不能畅达，病总不除，肺络破损，则用药掣肘。

炙草六分　竹茹钱半　川贝三钱　炙苏子钱半　薄荷一钱　淡芩八分　桑叶三钱　炒防风八分　葛根八分　杏仁三钱　橘络钱半　茜根炭三钱　鲜生地三钱　无价散半分，冲

此人吃过远志一钱、细辛四分、鸡内金三钱、桔梗一钱。

喉疾

任先生　十二月十一日　初诊

喉痛，扁桃体之前有烂斑，此非喉症，乃血分不

清所致，暂不得速除。危险两字固说不到，然不能速愈，便不可忽视。

甘中黄一钱　细生地三钱　徙薪丹二分，吞　炙姜蚕钱半　知母一钱　钗斛三钱　白薇一钱

喉疾

任奶奶　十二月十一日　初诊

喉痛，扁桃体肿，喉右有白腐，并无表热，昨曾出大汗，脉虚甚，亦数，此是虚体冒邪，里面热，故外面寒，当事清化。

鲜生地三钱　淡芩八分　生石膏三钱　知母一钱　归身三钱　炙姜蚕一钱五分　竹茹一钱五分

便秘

任宝宝　十二月十一日　初诊

小孩五个月，神气尚平正，喉有痰声，大便苦燥约，非得自己药片不行，舌色亦尚无他，惟内热重耳。

薄荷一钱，后入　银花一钱　楂炭三钱　川贝三钱　连翘三钱　竹茹一钱五分　腹皮三钱　知母一钱　橘红一钱五分　杏仁三钱　桑皮一钱五分

心悸

张左　十二月十一日　初诊

心跳为痼疾，一时无从处理，薄暮升火是虚，年高营养不足，复有隐忧，宜其如此。

钗斛三钱　钩尖三钱　虎骨三钱　枸杞三钱　潞党三钱
木瓜三钱　归身三钱　橘白络各一钱　滁菊二钱　茯神三钱
绵仲三钱　龙眼肉十粒

便血

高先生　十二月十二日　初诊

脘下有块，得食辄呕，近来下黑粪，软而润，面无血色，此所下者当是血。舌有热象，脉虚甚，病四月余，呕亦四月余，既能大便，又合味口者能食，则非胃之上下口闭，近来丝毫不能食，则无以维持生命，候其色脉，不但是膈，且兼有伏湿，是中毒性。

西洋参一钱五分　钗斛三钱　竹茹一钱五分　川连三分
归身三钱　姜半夏一钱　焦谷芽三钱

喘咳

陆右　十二月十三日　初诊

脉虚，面色尚华，患咳喘已旧，白沫痰奇多，肩息腰酸，旧有肝阳，此亦肺病，颇深，难治。

炙紫菀一钱　象川贝各三钱　桑皮炙，一钱五分　天麦冬各三钱　橘红络各一钱　制香附三钱　五味子二分　杏仁三钱　茯神三钱　蛤蚧尾四分，炙研冲

喉疾

周左　十二月十五日　初诊

喉蛾为腺肿，是虚症。杀菌非适当治法，割尤非是，天然设置之物，皆有甚深远之关系，贸然去之，流弊必大。

钗斛三钱　川贝三钱　杏仁三钱　归身三钱　炙姜蚕一钱五分　细生地三钱　射干六分

胁痛

张右　十二月十六日　初诊

脉舌均虚，面色黄黑而枯燥，病起于产后，胁下

痛，脘闷，头眩而欲呕不得，此有瘀，柴胡四物汤主之。

炒柴胡七分　赤白芍各钱半　桃仁二钱　全当归三钱
大生地四钱　杏仁二钱　川芎四分　钗斛三钱　煅龙齿三钱

水肿

沈左　十二月十六日　初诊

面色不华，微见浮肿，脉洪滑而散，以面色测之，行且见手脚代肿，以心房肥大故也。形寒腹鸣，均属副症，舌质绛，苔黄，胃肠颇热，虚不任攻，热不可温，犯之则病进益速。

钗斛三钱　竹茹钱半　川贝三钱　乌犀尖半分，磨冲吞
麦冬三钱　茯神三钱　蛤蚧尾三分，炙研冲　枳实八分　枣仁三钱，炒研　归身三钱

十七号改方去乌犀尖，加制香附三钱、炙苏子三钱、蛤蚧尾加三分。

疝气

余宝宝　十二月十六日　初诊

疝不在囊而在腹部，腹膜当膀胱之地位。坟起如

大水泡而能溲，此种当是狐疝之类。溺如米泔，属热，不可温，除根恐难。

天冬三钱　小茴香六分　赤白苓各三钱　橘核钱半，炒
川楝肉八分，炒　川乌二分，制　制香附三钱　细辛一分
归身三钱

哮病

顾右　十二月十七日　初诊

哮吼频发，多痰，口味淡，虚且寒，寒在肺，虚在肾。

干姜炭二分　杏仁三钱　防风八分，炒　五味子三分
炙苏子三钱　归身三钱　甘草四分，炙　象贝三钱　黑锡丹
三分，入煎

休息痢

陆左　十二月十八日　初诊

休息痢半年，频发。下紫色水，色脉尚无虚象，见症却虚，五更泄泻属肾虚，咳嗽属肺虚，因肺与大肠相表里故也。

枸杞三钱　补骨脂八分，炒　赤石脂三钱，煅研飞　绵

仲三钱　川象贝各三钱　白头翁三钱，酒洗　杏仁三钱　橘红络各一钱　天冬三钱　归身三钱　炒白芍三钱

痰核

赵宝宝　十二月十八日　初诊

颌下肿硬是痰核，不是腺肿，当无大害。

桑枝三钱　姜半夏一钱　淡芩一钱　川象贝各三钱
竹茹钱半　炙草五分　炙姜蚕钱半　枳实一钱

先用紫金锭一粒研碎醋调涂核上，再用金黄如意散、金箍散各一两，菊花露、蜜糖调厚敷其外。如无金箍散但用一样亦得。

咳嗽

毕左　十二月十八日　初诊

脉舌尚可，呼吸颇促，面色甚劣，呕清水，其病在肝，遗与痰多，其病在肾，因肝肾病而病肺，故久咳不愈而气促。

旋覆花包，一钱　杏仁三钱　炙紫菀一钱　代赭石一钱，煅研　泽泻八分　炙款冬一钱　天麦冬各三钱　黄肉八分，炙　制香附三钱　茯神三钱　绵仲三钱，炒　菟丝子三钱

泄泻

张左　十二月十九日　初诊

肠寒则泻，胃热则消谷。病已多年，通常谓之胃强脾弱，其实上热下寒，转变枢纽，泻可止。

木香钱半　炮姜二分　竹茹钱半　炙芪一钱　腹皮三钱焦白术一钱　枳实一钱　人参须一钱，另煎　芡实四钱　茯苓四钱　淡芩八分

痹证

蔡左　十二月十九日　初诊

舌色不正当，液干，神经感枯燥，四末为甚，以故手指不灵活，与单纯风症有别，与伏湿内风不同，故徙薪丹不能取效。

钗斛三钱　秦艽钱半　川贝三钱　归身三钱　细生地四钱　回天丸化服，半粒　天麻三钱　西洋参钱半，另煎

呕吐

郭老太爷　七十七岁　十二月十九日　初诊

本健体，近来二十余日不食，亦无所苦，惟进食

辄呕，不知饥，当是气候关系，燥气司天，少阳应之，肝胆皆逆，所以呕吐，色脉无恙，并不为害。

滁菊钱半　淡芩一钱　橘白络各一钱　钩尖三钱，后下　川连三分　竹茹钱半　枳实八分　姜半夏钱半　逍遥丸一钱，入煎

肺病

仇左　十二月廿日　初诊

脉数无胃气，舌剥无津液，自汗盗汗，咳嗽气急而掌热，亦见潮热，肺络已坏，虚损已成，难冀挽救。

炙紫菀一钱　五味子三分　桑皮钱半　杏仁三钱　天麦冬各三钱　细生地三钱　象川贝各三钱　钗斛三钱　炒百部五分　炙款冬一钱　北沙参一钱　归身三钱　獭肝二分，研冲　紫金锭半分，研冲

吐血

周左　十二月廿日　初诊

吐血频发，为时已久，近日发乃益频，而色脉无恙，仅膈旁隐隐微痛，固是肺病，但为势尚浅，及今调之，补牢未晚。

紫菀一钱，炙　归身三钱　桑枝五钱　莲须钱半　款冬

一钱，炙　藕节五个　橘白络各一钱　萸肉七分，炙　老三七二分，研冲　茜根炭三钱　绵仲三钱　泽泻五分　五胆墨汁一酒盅冲

心悸

李右　十二月廿日　初诊

心慌胆怯，痰多，病在肾亏，脉起落不甚清楚，滑甚是痰阻经络，以故目光无神，升火口鼻干。上盛下虚，虑其衄。

滁菊钱半　川象贝各三钱　胆星四分　桑枝三钱　橘红络各一钱　绵仲三钱，炒　姜半夏钱半　钗斛三钱　菟丝子三钱　天冬三钱　萸肉四分，炙　泽泻八分　茯神三钱　制香附三钱

内风

胡右　十二月廿一日　初诊

旧有内风症。现在舌苔抽心，肌肤暵燥，有喜而脉虚，神气不甚敏活，在法当补。

钗斛三钱　天麻三钱　枸杞三钱　天麦冬各三钱　绵仲三钱，炒　归身三钱　细生地三钱　菟丝子三钱　茯苓神各三钱　桑寄生三钱　炒子芩一钱　橘络钱半

腹痛

吴奶奶　十二月十五日　初诊

当脐痛，其地位横阔约有五寸许，昨曾服十滴水及茄楠香，现在觉渴，手有汗，脉舌尚可，呕酸有痰，病在肠部，当是感寒。

制香附三钱　姜半夏钱半　制川乌四分　腹皮三钱煨木香钱半　佐金丸三分，入煎　归身三钱　楂炭三钱　逍遥丸一钱，入煎　茯神三钱

药只用头煎一次服，忌荤腥生冷及不消化物，小孩照常吃奶不妨，改方去逍遥丸，加炒柴胡八分、炙乳没各三分。

水肿

章右　十二月廿一日　初诊

头面四肢皆肿，脉却不虚，带多便约，剧劳则气急，肿已二十日，遍身拘急而头眩，见症皆虚，与脉不合，是经络窒塞而肿，痰为患也。

川连三分　桑枝三钱　川贝三钱　归身三钱　滁菊钱半茯苓神各三钱　丝瓜络钱半　枳壳一钱　指迷茯苓丸四分，入煎　花粉一钱

肝郁

顾右　十二月廿一日　初诊

右脉虚，脘闷，经不准。腹胀，环唇隐青色，常作嘈，略有肝虚肝郁症。

滁菊钱半　茯苓神各三钱　全当归三钱　钩尖三钱　橘白络各一钱　钗斛三钱　制香附三钱　川贝三钱　姜半夏钱半　川楝肉八分，炒　独活四分

二十三日改方去川楝肉、独活、姜半夏、全当归，加归身三钱、蒺藜三钱、仲景乌梅丸二分吞。

呕吐

张左　十二月廿二日　初诊

头痛，口苦，呕吐，不能进饮食，肝胆皆逆，当从少阳治，气候燥故也。

炒柴胡六分　淡芩一钱　花粉一钱　枳实一钱　川连三钱　姜半夏二分　竹茹钱半　陈皮白各一钱　炒荆防各八分　葛根一钱

吐血

吴先生　十二月廿三日　初诊

脉数气短，患吐血，五年中曾五六次发，现虽不吐而咳，膈旁痛，腰酸，心肺肾皆病，心为重，难治。

天麦冬各三钱　枣仁三钱，打　珍珠母三钱，打　杏仁三钱　茯神三钱　归身三钱　炙紫菀一钱　绵仲三钱，炒　萸肉八分，炙　泽泻一钱　老三七二分，研冲　桑皮钱半　五胆墨汁半酒盅冲

惊风

邬宝宝　十二月十一日　初诊

色脉甚好，半日之中已惊厥三数次，凡惊风初起皆如此，色脉变，即难治。

炒荆防各八分　杏仁三钱　竹茹钱半　薄荷一钱，后下　苏子三钱，炙　胆草三分　象川贝各三钱　枳实一钱　归身三钱　辟瘟丹研冲一粒，分二次化服

邬宝宝　十二月十二日　二诊

惊已定，略有内热，大份无妨，奶还须少吃，因

消化力未恢复也。

归身三钱　焦谷芽三钱　杏仁三钱　腹皮三钱　赤白
苓各三钱　象川贝各三钱　淡芩一钱　竹茹钱半　枳实一钱
细生地三钱

邬宝宝　十二月十三日　三诊
惊定，咳甚剧，大便因西药而泻，当止之。

炒扁衣三钱　木香钱半　归身三钱　炒建曲一钱　象
川贝各三钱　橘络钱半　腹皮三钱　杏仁三钱　桔梗四分

邬宝宝　十二月十五日　四诊
色脉都好，尚咳，咳为出路。昨衄，衄能解病，
都不妨，略事调理，即得，但不能吃荤，不能吃补药。

归身三钱　象川贝各三钱　橘红钱半　炙草六分　杏
仁三钱　茅根三钱　淡芩一钱　枳实一钱　竹茹钱半

喘咳

陈老太　十二月十一日　初诊
咳喘旧病复发，脉虚甚，虽因感寒，其实此病冬
令必发。口味淡，形寒，是有外感。虽虚不能补，当
先治外。

炒荆防各八分　炙苏子三钱　炙紫菀一钱　象川贝各

三钱　橘红络各钱半　茯苓三钱　杏仁三钱　炙款冬一钱
归身三钱　秦艽钱半　羌活四分　茯神三钱

陈老太　十二月十八日　二诊

舌苔中剥，液干，咳喘旧病因感寒复发，现且微有表热，虚体冒邪，不宜发汗。

荆芥八分，炒　川象贝各三钱　归身三钱　防风八分，炒　杏仁三钱　炙草五分　白薇一分　苏子三钱，炙　钗斛三钱　炙姜蚕钱半　蛤蚧尾六分，炙研冲　炙款冬一钱　橘红络各一钱

陈老太　十二月廿日　三诊

热已除，右手左脉，起落清楚否，有痰结故也。喉梗当亦是痰，其咳全是肺虚。

炙紫菀一钱　炙姜蚕钱半　川象贝各三钱　杏仁三钱　人参须五分，另煎　蛤蚧尾六分，炙研冲　炙桑皮钱半　瓜蒌霜钱半　炒荆芥六分　橘红络各一钱

陈老太　十二月廿二日　四诊

气急略平，咳嗽加甚，昨有寒热，咳剧喉痛，是燥气为患。

白薇一钱　炙苏子三钱　炙姜蚕一钱　象川贝各三钱　炙款冬一钱　防风八分，炒　杏仁三钱　炙桑皮钱半　薄荷一钱　炒黑荆芥五分　瓜蒌霜钱半　橘红络各一钱

陈老太　十二月廿五日　五诊

是处均形不足，剧咳不爽，当责其肺气不敛，假使再予宣达，必咳益不爽，涕泣俱出，是其证也。

五味子三分　归身三钱　杏仁三钱　茯苓神各三钱天麦冬各三钱　炒白芍钱半　川贝三钱　人参须钱半　款冬一钱　绵仲三钱　蛤蚧尾三分，炙研冲

陈老太　十二月廿七日　六诊

左脉起落不清楚，右脉甚好。咳与咯痰都尚不爽。余症较好，神气亦较好，前方尚中肯，当再补之。

天麦冬各三钱　生熟地各三钱　归身三钱　五味子三分钗石斛三钱　杏仁三钱　茯苓神各三钱　瓜蒌霜钱半　炒绵仲三钱　秦艽钱半　制附片三分　川贝母三钱

陈老太　一月一日　七诊

脉色颇正路，气喘亦较平，未净瘥除，是余波，亦是衰象，高年贞疾，不为患也。

人参一钱，另煎　杏仁三钱　虎胫骨三钱，炙　麦冬三钱　萆薢一钱七分　秦艽三钱　炙苏子一钱七分　秦艽①一钱七分　归身三钱　细生地四钱　绵仲三钱，炒　菟丝子三钱四制香附三钱　钗斛三钱　蛤蚧尾三分，炙研冲

---

① 秦艽：方药中有两处秦艽，但剂量不同，待考。

陈老太　元月七日　八诊

喘已平，色脉都好，病情已告一段落，现在可补。

人参一钱，另煎　天冬三钱　归身三钱　西洋参二钱，另煎　细生地三钱　绵仲三钱，炒　钗斛三钱　橘白络各一钱　菟丝子三钱　枸杞三钱　制香附三钱　杏仁三钱

陈老太　一月廿日　九诊

气急不能平卧，面色憔悴，骨楚，喘本旧病，前此已愈，因触怒再发，现在口腻，是兼有风寒，不能补。

制香附三钱　茯神三钱　蛤蚧尾三分，炙研冲　炙紫菀一钱　川贝三钱　绵仲三钱，炒　炙款冬一钱　归身三钱

伤寒

马先生　十二月廿九日　初诊

病一月余。初起发热脚酸，当即是伤寒太阳证兼厥阴者，胫骨酸楚，现在延日已久，色脉尚未大坏，病邪已传阳明，舌色黄厚苔满布，腹胀而矢气，是有积，为阳明腑证，热潮溲多，其矢将硬，现在尚未可攻，当先导之。

枳实一钱　楂炭三钱　赤白苓各三钱　瓜蒌霜钱半　竹茹钱半　葛根一钱　归身三钱　腹皮三钱　焦谷芽三钱

川连三分　馒头炭三钱，柴火煨候冷打碎入煎

马先生　十二月三十日　二诊

舌苔四边甚糙，中间黄厚，药后虽得大便不多，是有结粪未下，温症夹斑夹食，是当攻之，得畅便，热当退，斑当尽达。

白薇一钱　枳实一钱　归身三钱　薄荷一钱，后下　秦艽钱半　竹茹钱半　炙姜蚕钱半　炙草六分　炒牛蒡一钱，研　麻仁丸五分，入煎

秦艽钱半　细辛三分　羌活一钱　防风一钱　制川乌六分　乳没药各一钱

上药研筛后入乳没药，绍酒调敷痛处，外用布缚。

马先生　十二月三十一日　三诊

脉尚平正，热度不甚高，夜间略重，舌苔异常之厚，脐部并不拒按，大便有后重意，恐其转痢，舌苔太松浮，非可孟浪攻也，仍当导之，并与解外。

白薇一钱　枳实一钱　怀膝钱半　楂炭三钱　川连三分　乳没药各三分，压去油净　腹皮三钱　薄荷一钱　姜半夏一钱　白头翁钱半，酒洗　木香八分　葛根一钱，煨　枳实导滞丸四分，入煎

马先生　一月一日　四诊

舌苔黄厚而黑，糙燥异常，渴而引饮，是因胃热，其内部已化燥，可以攻之。表热甚轻，有微汗，不恶寒，太阳已除，腹鸣矢气，都是可攻证据。惟恐久病体虚，不能任受悍药，拟师大柴胡黄龙汤意变通用之。

生锦纹五分　人参须七分，另煎　腹皮三钱　全瓜蒌一钱　制香附一钱七分　焦谷芽三钱　元明粉三分，后下　煨葛根八分　归身三钱　炙乳没各三分，去油令净　秦艽一钱七分　钗斛三钱

马先生　一月二日　五诊

下后舌苔不遽化，亦常有之事。现在却糙燥异常，甚不平正，当与胃病有关。关节痛，本有特效药，惟与此种舌苔不甚相宜，只得另作商量。

钗斛三钱　细生地三钱　橘络钱半　西洋参钱半　元参一钱　炙乳没各四分，压去油令净　丝瓜络钱半　赤白苓各三钱　秦艽钱半　生白芍一钱

马先生　一月三日　六诊

色脉都平正，热亦退，舌苔不化，昨所进药为补剂，今日舌色胃气较佳，饮水亦少，即此可知不能再攻。肠胃受创，攻泻即嫌克伐，肠胃有权，自能驱积下行。现在病已无险，不宜好事喜功，再用重药。

西洋参钱半，另煎　虎骨三钱，炙　竹茹钱半　独活七分　钗斛三钱　茯苓神各三钱　川贝三钱　桑枝五钱　秦艽钱半

枳实一钱　焦谷芽三钱　腹皮三钱

马先生　一月四日　七诊

脉甚好，神气亦较昨日为佳。苔厚不化，多矢气，仍有结粪未下，但非重要之点，当再导之。左臂不能动，左腿亦痛，此虽无大紧要，恐其成痹，须亟治之，勿延。

枳实一钱　炙草五分　秦艽钱半　楂炭三钱　人参须七分，另煎　虎骨三钱，炙　生军三分　姜半夏钱半

另，羌独活各三钱　细辛五分　川乌钱半　艾叶五钱公丁香三十个　没药钱半　荆防各三钱　桂枝钱半

　　上药研粗末，用布两块将药末铺在布上，上加棉花缝成手巾状，置痛处，须棉花一面向外，外用热水袋熨之。

马先生　一月五日　八诊

色脉神气都好，惟舌苔不化，自觉腹中仍有结粪，仍当带补带攻，左手不能动，此运动神经与肠神经有关，系积净自愈。

西洋参钱半，另煎　腹皮三钱　归身三钱　人参须钱半，另煎　钗斛三钱　炙草六分　枳实一钱　楂炭三钱　枳实导滞丸八分，入煎

马先生　元月六日　九诊

脉甚好，苔厚不化，不知饥，不思食，新陈代谢机能失职，亦属不妥，自当设法斡旋，必有效而不蹈

险乃得。

西洋参钱半，另煎　枳实一钱　虎骨三钱，炙　全瓜蒌三钱　竹茹钱半　钗斛三钱　元明粉四分，后下　秦艽钱半姜半夏一钱　生石膏钱半　小活络丹化服，半粒

马先生　元月七日　十诊

大便又通四五次，脉象已虚，苔仍未化，此因旧有胃病之故，既别无所苦，热亦清楚，不可再攻，反当补，补之其苔当化。

人参须一钱，另煎　枳实一钱　知母一钱　西洋参二钱，另煎　竹茹钱半　赤白苓各三钱　钗石斛三钱　姜半夏钱半制香附三钱

马先生　元月九日　十一诊

热退脉静，四肢酸痛亦除，惟舌苔干糙依然，且不知饥，大便虽有，新陈代谢之令不行，胃中无液，脘下脐上有时觉胀，症结就在此部分，其处为十二指肠，为第二道消化冲要之区。

西洋参三钱，另煎　枳实一钱　瓜蒌三钱　麻仁三钱花粉一钱　钗斛三钱　楂炭三钱　归身三钱　制香附三钱馒头炭五钱，湿纸包柴火煨令表里皆焦候冷入煎

马先生　一月十一日　十二诊

苔仍不化，糙燥异常，腹鸣，矢不得下，旧有肝

气病，若理气，则稍嫌燥，攻则嫌于脉虚。煎药拟双方并顾，别用霍山石斛代茶。

归身三钱　麦冬三钱　钗斛三钱　细生地三钱　西洋参钱半，另煎　知母一钱　沉香化气丸钱半，入煎　枳实导滞丸四分，入煎

另用霍山石斛代茶，约每天五分用炭墼炖服。

马先生　一月十二日　十三诊

舌苔仍不化，胸腹皆不拒按，脉略虚尚调，此苔不化，当非食积，是必司消化之神经纤维钝麻所致，乃胃病之一种。

人参须一钱，另煎　关虎肚二钱，炙　枳实八分　钗斛三钱　姜半夏一钱　归身三钱　西洋参一钱，另煎　竹茹钱半　细生地三钱　焦谷芽三钱

马先生　一月十四日　十四诊

舌苔仍未化，不过已有胃气。脉虽虚，亦较前日为佳，大份已妥当，此后最重要之问题是要少吃。

人参须钱半　橘红钱半　关虎肚二钱，炙　钗斛三钱　归身三钱　竹茹钱半　川贝三钱　知母一钱　人参再造丸一粒四分之一，化服

马先生　一月十八日　十五诊

有多量宿粪下行，是肠已有权，能行其新陈代谢

之令，惟胃之内分泌不灵，消化不能充份，食后觉痞塞，舌苔不化，亦因此。

人参一钱　知母一钱　枳实一钱　生石膏一钱　钗斛三钱　关虎肚二钱，炙　竹叶七片　川贝三钱　蒺藜二钱　钩尖三钱，后下　回天丸一粒四分之一

马先生　一月廿二日　十六诊

色脉神气都好，舌苔亦化。伤寒除，旧有之胃病亦除，右手不能举，肉削，当有小小问题，此亦关系用脑，年事富，倘能静养，容易恢复。

片姜黄八分，切　归身三钱　枸杞三钱　虎胫骨三钱，炙　绵仲三钱，炒　川贝三钱　钗斛三钱　菟丝子三钱　橘红钱半　仙露半夏一钱　关虎肚三钱，炙　茯苓三钱

廿四日改方加小活络丹半粒化服、西洋参二钱。

马先生　一月廿四日　十七诊

今日下午又见热度，虽不甚，总是顿挫，推究原因，食复劳复两俱有之，当无大害。其手脚不能运动自如，是关节炎未能净除之故，此与胃神经亦有关系。

炒枳实一钱　姜半夏钱半　茯苓三钱　腹皮三钱　焦谷麦芽各三钱　秦艽钱半　楂炭三钱　白薇一钱　归身三钱　小活络丹半粒，化服

第五期

恽铁樵　著

脑炎

荣宝宝　一月四日　初诊

项反折，是脑脊髓膜炎症。病甚重，环唇青色，目眶下陷，为此症所忌，神昏谵语，反是题中应有之义。

乌犀尖二分，磨冲　归身三钱　蝎尾二分，炙研冲　细生地三钱　钩尖三钱　桑枝三钱　龙胆草三分，酒炒　独活一钱　川贝三钱　安脑丸化服，三小粒

药分三次服，每次隔一点半钟，傍晚再诊。

荣宝宝　一月五日　二诊

环唇青色略减，眶陷亦略减，项反折仍是四十五度，险象瘥减，病则未除，尚未可乐观。

胆草三分，酒炒　知母八分　羌独活各四分　钩尖三钱，后下　鲜生地三钱　川贝三钱　天麻三钱　薄荷一钱　蝎尾二分，炙研冲　虎骨三钱，炙　乌犀尖二分，磨冲　安脑丸三小粒

荣宝宝　一月六日　三诊

本是脑脊髓膜炎症，现在有转属脑水肿之倾向，目光已露端倪，大便能通，尚可冀万一幸免。

胆草五分　栀皮一钱，炒　钗斛三钱　川连二分　天麻三钱　钩尖四钱，后下　归身三钱　独活一钱　鲜生地五钱　辟瘟丹一分，研冲　安脑丸三小粒

中风

刘老太太　一月十二日　初诊

偏左不仁，舌本强，不能言，神色尚好，脉亦勉强，是轻度中风，不致有生命之险。惟恢复非旦夕间事。

滁菊一钱五分　独活一钱　归身三钱　钩尖三钱，后下　虎骨三钱，炙　细生地三钱　天麻三钱　蝎尾二分，炙研冲　胆星一钱　竹沥二两，冲　桑枝三钱　自加回天再造丸一粒，化服

刘老太太　一月十四日　二诊

中风并不重，肝气甚重，衰弱亦极甚，肝阳胆火胃热，并臻峰极，所以浑身不适。虚甚则不能勉强压抑，恐其有反应也。

西洋参二钱，另煎　麦冬三钱　虎骨三钱，炙　竹叶三

钱　鲜生地八钱　秦艽一钱五分　钗斛三钱　归身三钱　独活一钱　当归龙荟丸四分，化服　回天丸一粒，化服

刘老太太　一月十八日　三诊

牙痛既不蛀，龈亦不肿，舌润，痛处在太阳穴连及鼻中颏，其部位是颊车神经。石膏本是对症之药，舌润则不能多用，是当斡旋，大便非通不可。

郁李仁三钱　虎胫骨三钱，炙　炙乳没各五分，压去油　柏子仁三钱　天麻三钱　生石膏三钱　麻仁三钱　独活一钱　梨汁一酒盅冲　茯神三钱　归身三钱　细生地三钱　回天丸一粒，化服

杂病

方宝宝　一月十六日　初诊

病五十日，热起伏不清，见白㾦，手自抓鼻，空嚼，神气委顿，病已入损途，呼吸促，脉搏弱，血色不华，舌光，微烦，心肺肝胃皆病，肉削，脾肾亦病，难治。

钗斛三钱　炒绵仲三钱　天麦冬各三钱　川贝三钱　茯苓三钱　茯神三钱　菟丝子三钱　杏仁三钱　橘络钱半　归身三钱　焦谷芽三钱

方宝宝　一月十七日　二诊

目光无神，啼声不扬，舌疳，照例不当索食，今索食颇频，恐是除中，非佳朕。

江西子一钱，炒　川贝三钱　炙草六分　制附片四分　熟地三钱　归身三钱　绵仲三钱，炒　人参八分　钗斛三钱　麦冬三钱　杏仁三钱

方宝宝　一月十八日　三诊

药后得安寐，目光较有神气，脉亦好，前方尚能中肯。

制附片八分　钗斛三钱　炙草八分　江西子一钱　天麦冬各三钱　象川贝各三钱　熟地三钱　归身三钱　杏仁三钱　怀药三钱，炒

方宝宝　一月廿日　四诊

神气较安详，因是偏于阳虚一面，故稍形委顿，凡服附子大小便利者为佳象。因腐秽当去，肠胃有权故也。

江西子一钱，炒　钗斛三钱　熟地三钱　人参须一钱，另煎　归身三钱　川贝三钱　炙芪一钱　砂仁七分，研后下　橘络钱半　川椒一分，去目炒

方宝宝　一月廿二日　五诊

左脉洪滑，滑脉是阳脉。神气却仍见阳不足，是

当作心房肥大论，虑其肿。

制附片六分　焦白术一钱　归身三钱　吴萸三分　杏仁三钱　橘红络各一钱　柴胡六分　焦谷芽三钱　川贝三钱　枣仁三钱，炒　薤白六分

方宝宝　一月廿四日　六诊

脉虚甚，神气较好，能坐立，能笑，能玩，病情是较佳。索食虽非除中，却是脾胃客热，其末路是疳，是尚未可乐观。

炒潞党一钱　大生地三钱　归身三钱　鹿角霜一钱　吴萸三分　怀山药三钱　江西子一钱，炒　川贝三钱　杏仁三钱

方宝宝　一月廿七日　七诊

目光无神，面肿，每日有潮热，大便淡黄，完全虚象，当补，拟炙甘草汤，参用大建中法。

炙甘草一钱　生熟地各三钱　归身三钱　炒潞党一钱　制附片八分　炒怀药三钱　麦冬三钱　川椒三分，去目炒令汗　鹿角霜三钱　炒柴胡四分

方宝宝　二月一日　八诊

神气较好，脉虚甚。现在患咳，咳之原因，肺虚不胜冷空气压迫，并不关人乳，立春不变，希望更多。

麦冬三钱　归身三钱　象川贝各三钱　人参须钱半，另煎　薤白五分　橘红络各一钱　五味子三分　杏仁三钱　蝎尾一分，炙研冲　熟地三钱　绵仲三钱，炒　菟丝子三钱　鹿角霜三钱　制附片五分　砂仁五分，研后下

方宝宝　二月三日　九诊

面色仍未转，得参附后，溲清长，大便粪中夹痢。痢是病，服温补药下，是肠有权，反是好现象。病固见机转，但必须面色华，然后可以乐观。

熟地三钱　怀山药三钱，炒　五味子三分　川贝三钱　制附片五分　人参一钱，自加另冲煎　杏仁三钱　绵仲三钱，炒　鹿角霜三钱　麦冬三钱　橘红钱半　枸杞三钱　天麻三钱　虎骨三钱，炙　归身三钱

方宝宝　二月五日　十诊

脚上风块愈发愈妙，尚抓鼻，面色尚不华，正气尚虚，病尚未退，尚未可乐观。

制附片六分　菟丝子①　虎骨三钱，炙　江西子一钱，炒　枸杞三钱　归身三钱　天麻三钱　人参一钱，另煎　熟地四钱，砂仁拌　绵仲三钱，炒　川贝三钱　炙芪三钱　青陈皮各一钱　木香一钱五分　白头翁三钱，酒洗

---

① 菟丝子：其后剂量原脱，据前后方当为"三钱"。

121

方宝宝　二月七日　十一诊

脉虚甚，面无血色，似乎微浮，舌光无味蕾，内脏全无弹力，是普遍性，不但一二种脏器。服药已久，进步甚少，甚可虑也。

人参一钱　绵仲三钱,炒　青陈皮各一钱　江西子一钱,炒　菟丝子三钱　茯苓神各三钱　天麻三钱　煨熟地三钱,砂仁拌　枸杞三钱　羌活四分　龟龄集一分,冲

肝积

朱左　一月十七日　初诊

早食暮吐，完谷不化，是膈肠胃皆寒，胸脘觉热，是客热，乃假热，非真热，此种甚难治，而有甚大危险，其腹鸣即阴阳不相顺接所致。

桂枝三分　制香附三钱　归身三钱　川连二分　木香一钱五分　钗斛三钱　淡芩八分　青皮一钱　制附片八分　天竺枝三钱,入煎

朱左　一月廿日　二诊

脉起落清楚，腹胀虽略松，唇舌皆燥，是已经化热，辛温颇难再进，前方本是进退黄连汤，药之加减，以病之温凉为消息，原非一成不变者。

钗斛三钱　川连三分　橘红络各一钱　绵仲三钱,炒

归身三钱　茯神三钱　制香附三钱　关虎肚三钱，炙

朱左　一月廿四日　三诊

前晚忽发病，其病状头眩腰酸，心嘈噫气，有块攻动而腹鸣，此等病状，旋即自愈，欲吐亦竟未吐，是皆脾胃植物性神经症。

钗斛三钱　关虎肚三钱，炙　制香附三钱　天麻三钱枳实一钱　茯神三钱　人参须钱半，另煎　竹茹钱半　川连三分　独活八分

另用天竺枝削箸吃饭。

朱左　一月三十日　四诊

左脉弦，腹中气块攻动，得矢气后则快然而衰，此为肥气，病从肝经来，呕止良佳。

钗斛三钱　关虎肚三钱，炒　佐金丸三分，吞　制香附四钱　人参须钱半，另煎　仙半夏一钱　茯神四钱　归身三钱　橘络钱半

朱左　二月七日　五诊

肥气为病。色脉无恙，惟有气攻窜为苦。前方不甚效，颇见内脏神经病症。

江西子一钱，炒　制香附四钱　仙露夏一钱　川连三分钗斛三钱　茯神四钱　归身三钱　橘络钱半　细生地三钱关虎肚三钱，炒　人参须钱半，另煎　青皮一钱　仲景乌梅

丸三分，入煎

朱左　二月十一日　六诊

肥气为病略瘥，瘥不足言，此种本难治，须从形能①着笔，头痛医头，无有是处。

钗斛三钱　人参须钱半，另煎　青陈皮各一钱　细生地三钱　制香附三钱　归身三钱　麦冬三钱　木香钱半　茯神三钱　仙露夏钱半　关虎肚钱半　苏合香丸半粒，吞服

朱左　二月十三日　七诊

脉缓软而弦，气攻窜较好，进食尚觉胃胀，又平日有肝气及肾虚见证，兼治之。

制香附三钱　关虎肚钱半，炒　枸杞三钱　青陈皮各一钱　绵仲三钱，炒　苁蓉三钱　仙露夏一钱　菟丝子三钱　钗斛三钱　茯苓神各三钱

妊娠肿胀

楼右　一月十八日　初诊

孕七个月，始而头痛，继而遍身肿，胸脘感室塞，头痛是肝阳，肿乃因痞，喘急则因痞甚之故。

---

① 能：通"态"，形状，状态。

姜半夏_{钱半}　制香附_{三钱}　逍遥丸_{八分，入煎}　川连_{三分}　茯苓神_{各三钱}　光杏仁_{三钱}　瓜蒌霜_{钱半}　煅龙骨_{三钱}　制厚朴_{三分}　归身_{三钱}

　　楼右　一月十九日　二诊
　　药后不见痉，喘急额汗，四肢面部皆肿，痞闷异常，小陷胸不足济事，现在两手无脉，此后一步，恐目不能见，须急下之。
　　姜半夏_{钱半}　柏子仁_{三钱}　归身_{三钱}　川连_{三分}　郁李仁_{三钱}　绵仲_{三钱，炒}　瓜蒌霜_{钱半}　麻仁_{三钱}　菟丝子_{三钱}　梨汁_{一酒盅冲}

　　楼右　二月十八日　三诊
　　唇光而燥，舌色仍隐黑，面色萎黄，热不退，耳聋，皆虚象，温病如此者为重。此病来势本不轻，现在吃紧处在泻。
　　白薇_{一钱}　知母_{一钱}　炒扁衣_{三钱}　归身_{三钱}　钗斛_{三钱}　伏龙肝_{一两}　细生地_{三钱}　川连_{二分}　紫雪丹_{一分，冲}

　　楼右　二月十九日　四诊
　　仍泻，舌色仍隐黑，耳仍聋，胸闷稍好，咳嗽稍好，热亦稍好，病势尚盛，胃口谈不到。
　　白薇_{一钱}　姜半夏_{钱半}　扁衣_{三钱，炒}　车前_{钱半，炒}　川连_{三分}　象川贝_{各三钱}　建曲_{一钱，炒}　瓜蒌霜_{钱半}　杏

仁三钱　赤白苓各三钱　伏龙肝二两，煎汤代水　紫雪丹一分
荷蒂两个

杂病

汪老先生　一月廿三日　初诊

色脉平正。近来忽感脚重无力心慌，当是勉强过
用心力之故，气候亦大有关系，宜内服煎剂加以摄养，
决然无事。小小风湿，最忌用药外治，逼之向里。

秦艽钱半　怀牛膝三钱　川贝三钱　独活一钱　茯苓
神各三钱　人参须三钱，另煎　虎胫骨三钱，炙　炒枣仁三
钱，研　归身三钱　小粒健步虎潜丸三钱，入煎滤滓服　回
天丸半粒，化服

汪老先生　一月廿四日　二诊

舌色已化热，目眊，微胀，今早觉头目不甚清楚，
脚则较有力。本来风势尚轻，且病原大半由于拂逆，
并非伏有中风病根，以故尚易治疗。

滁菊钱半　秦艽钱炒　虎胫骨三钱，炙　回天丸一粒四
分之一　钩尖三钱，后下　独活八分　西洋参三钱四　制香
附钱半　桑芽三钱　川贝三钱　怀牛膝三钱　归身三钱　枣
仁三钱，炒　朱茯神三钱

汪老先生　二月十二日　三诊

面色舌色较去岁为佳，脉乍视亦甚好，细循之沉而鼓指，此为牢，亦即西医所谓血压高。脚肿是虚，身半以上充血，身半以下贫血，脚因代偿而肿，此不可以刚剂。

滁菊_{二钱}　怀膝_{三钱}　秦艽_{钱半}　桑芽_{三钱}　虎胫骨_{三钱，炙}　制香附_{三钱}　钩尖_{三钱}　钗斛_{三钱}　茯神_{三钱}　川贝_{三钱}　杏仁_{三钱}　松节_{二分}　木香_{一钱}

惊风

赵宝宝　一月廿四日　初诊

热一候，昨日起惊厥，连今三次，病状甚劣。不发作时牙关紧，拇指食指瞤动；发作时抽搐目歧，鱼口，涎沫成泡而出。此为惊风恶候，关涉大脑神经与肺脏，最是危险，难治之病。

羚羊尖_{一分，磨冲}　全蝎_{三分，去毒炙研冲}　薄荷_{钱半，后下}　乌犀尖_{一分半，磨冲}　归身_{三钱}　防风_{一钱，炒}　胆草_{四分，酒炒}　细生地_{三钱}　虎胫骨_{三钱，炙}　安脑丸_{六小粒，分六次服完}

药分六次服，各种药末分六次冲，每次相隔一点钟，药完再诊。

赵宝宝_{接晨}　一月廿四日　二诊

惊迄不得定，左手脚动不已，是有生命之险，恐难幸免。

全蝎尾二分,炙研冲　虎骨一钱半,炙　独活五分　胆草四分　蜈蚣一节,去足炙　天麻一钱半　元寸三厘　薄荷五分,后下

上药研筛,入元寸再研匀,每服一厘许,每半点钟一次。手脚不动,惊不发作,则疏阔服药时间,一点或两点钟一次。此药不可多服,每次只能一厘,开水下。

温病

屈左　一月廿五日　初诊

发热三日。色脉平正,汗奇多,舌面满布厚白苔,口渴引饮,躁烦,是胃中燥,胸闷矢气。是不可汗而可攻。骨楚为表邪未罢,尚未能遽攻,当先消导,兼事退热。

枳实一钱　楂炭三钱　白薇一钱　姜半夏一钱半　竹茹一钱半　腹皮三钱　川连三分　杏仁三钱　茅根三钱　牡蛎三钱　馒头炭三钱　归身三钱

屈左　一月廿七日　二诊

热退复作,有起伏,汗多胸闷,大便行,舌苔渐化,表邪已罢,但余阳明经热,此种是副伤寒,故热

有起伏，治之不当，亦能缠绵。

白薇一钱　枳实一钱　淡芩一钱　杏仁三钱　川连三分　竹茹一钱半　牡蛎三钱　橘红一钱半　象川贝各三钱　腹皮三钱　楂炭三钱　茯苓一钱　茅根三钱，去心　炙姜蚕一钱半

屈左　一月廿九日　三诊

色脉无恙，只是热不退，日轻夜重，溲频而短，口苦，咳略痰，大便亦行，只须清化即得。

白薇一钱　枳实一钱　腹皮三钱　秦艽一钱半　青蒿一钱　竹茹一钱半　牡蛎三钱　淡芩一钱　川连三分　楂炭三钱　葛根一钱　归身三钱

屈左　一月三十日　四诊

脉平，舌润，热不清，昨晚退，今日复作，上午腹痛，现痰。昨曾泄泻一次，脘不闷，舌无黄苔，胃肠都无积，表邪亦罢，然而热仍抑扬，当责其有湿。

茯苓三钱　淡芩一钱　枳实一钱　小朴二分，炒　焦茅术四分　竹茹一钱半　归身三钱　杏仁三钱　梗通八分　炙草六分

屈左　一月三十一日　五诊

热仍不解，汗奇多，但恶热，不恶寒，为正式温病。口味甜，汗非止不可，此病不能重药，则能徐俟其定，欲速便是揠苗助长，无益有害。

白薇一钱　牡蛎三钱　知母一钱　煅龙齿二钱　淡芩一钱　浮小麦三钱　茯苓三钱　川连二分　糯稻根须一钱半　川贝三钱

此病所以汗多，因火炉太热。

脑炎

程宝宝　一月廿八日　初诊

脉涩，三五不调，神昏谵语，前两日曾发狂。现在并狂而不能，病历甚劣。表虽无热，其热在里。屡经温凉攻泻，进药骤而变换速，体工不及应付，致脏气大乱，所以如此。为今之计，是以镇定为得，否则歧路之中，更有歧路。

天麻三钱　川连二分　蝎尾二分, 炙研冲　扁衣三钱　归身三钱　薄荷一钱, 后下　川贝三钱　木香一钱半　建曲一钱　安脑丸二小粒, 化服

药分两次服，每次隔四点钟。

程宝宝　一月廿九日　二诊

神气较好，脉仍涩而弱，唇燥绛，恶热，舌面却有津，是已化热而不化燥，其脉弱是迷走神经兴奋之故，观其头痛、项痛、谵语诸病症，可知本是脑脊髓膜炎症。昨因脏气大乱，遂致莫名病状，可怖也。

薄荷一钱半，后下　秦艽一钱半　虎胫骨三钱　杏仁三钱　象川贝各三钱　胆草三分，酒炒　梗通一钱　归身三钱　川连三分　橘红一钱半　赤白苓各三钱　蝎尾二分，炙研冲　小活络丹一角　安脑丸三小粒

药分三次，每次隔五点钟。

程宝宝　一月卅日　三诊

脉缓软异常，涩象已除，舌色亦正当，面色太鲜明，是火亦是虚。小便混浊有沉淀，此是肌肉中之膏，所谓蛋白质者是也，延久不除，大肉即削。其药后黏痰，当是小活络丹中地龙之故，此丹今日可以不服。现在以补虚为先务。

归身三钱　仙半夏一钱　天麻一钱半　虎骨三钱，炙　人参须一钱半，另煎　秦艽一钱半　蝎尾一分，炙研冲　乳香三分，炙压去油净　赤白苓各三钱　梗通八分　橘红络各一钱　川贝母三钱　回天丸一粒四分之一，化服

程宝宝　一月卅日

今日之方，可以继服，此是神经性系病。其发作阵，药后一钟发作，是回天丸太轻，可改用安脑丸一小粒，此外无他。病历太坏，恐其转属痫症，补虚不误。

铁樵顿首即刻

程宝宝　一月卅一日　四诊

乍观之形状颇好，然神志不清楚，脉虽不涩，却缓软异常。据说子夜至午前颇清楚，午后至夜半则昏蒙，且傍晚时有热。此种是虚，是迷走神经兴奋，有转属慢性之倾向，极是难治可怖之候。

柴胡三分　胆草一分　陈胆星六分　常山三分　归身三钱　钗石斛二钱　薄荷一钱，后下　仙半夏一钱　川贝三钱　川连二分　安脑丸一小粒

咳嗽

彭宝宝　一月廿九日　初诊

人王部微青，脉滑，干呕是热向内攻。常嗒嘴亦是里热。咳不爽，当令其畅咳，畅乃佳。大便不妨，所忌者是泻。现在当清化，兼事透达，以防痧症。就色脉论，固不定出痧子也。奶妈须忌口。大分无妨。

薄荷一钱，后下　杏仁三钱　川连二分　枳实八分　橘红一钱　象川贝各三钱　淡芩一钱　瓜蒌霜一钱　竹茹一钱半　桔梗四分　葛根一钱

彭宝宝　一月卅日　二诊

舌苔不及尖，热亦不甚高，蒸蒸有微汗，都尚合度，惟咳嗽不甚爽，音哑是要点，面部虽见红点，不

定出痧子，须防而已，但得咳畅热清即无事。

白薇一钱　枳实八分　赤白苓各三钱　归身三钱　葛根一钱　竹茹一钱半　川连二分　茅根三钱　薄荷一钱，后下　腹皮三钱　炙草六分　杏仁三钱　象川贝各三钱　橘红一钱半

彭宝宝　二月三日　三诊

面无血色，似乎微浮，咳嗽躁烦，头有汗，表热在若有若无之间，此因咳而面肿，因胸痞而躁烦，何以知其痞，头汗其证据，咳则气上涌，故面浮。

炙苏子一钱半　杏仁三钱　姜半夏一钱半　腹皮三钱　象川贝各三钱　枳壳一钱，炒　茯神三钱　煨生姜一小片　老苏梗一钱　川连三分，姜炒　木香一钱半，炒　黑荆芥四分

彭宝宝改方　二月四日　四诊

仍头汗，大便虽行，中脘未通，当再通之。

姜炒川连二分　姜半夏一钱　杏仁三钱　象川贝各三钱　焦谷芽三钱　桔梗四分　瓜蒌霜一钱半　枇杷叶三钱，去毛炙　归身三钱

五号再改方加柴胡四分、葛根一钱。

泄泻

陈右　一月三十一日　初诊

脉舌均有胃气，面色形不足，旧有脱肛症，常苦

气坠。现在患泄泻。泄泻之原因，因吃糯米感寒。是则因积而泻，当导，虚当兼顾。

枳实一钱　腹皮三钱　钗斛三钱四　制香附一钱半　竹茹一钱半　扁衣三钱，炒　云苓三钱　二神丸五分，入煎　楂炭三钱　建曲一钱，炒　川芎五分　木香一钱

咳嗽

陈奶奶　二月五日　一诊

春寒袭人，入肺则咳。发热则为温，而且缠绵难愈，必须忌口。

荆防各八分，炒　杏仁三钱　归身三钱　薄荷一钱，后下　橘红一钱半　制香附一钱半　象贝三钱　炙草六分

咳嗽

龚左　二月一日　初诊

咳甚剧，略无停时，每年春冬之交必如此。痰薄气喘，虽云肺为风束，其病源是肾虚，肾虚则水泛为痰，肺虚则不胜冷空气压迫。面有风色，可知向来湿重，此为真确之病理。治分标本。治标宜温肺镇咳，治本宜补肾化痰。若能摄养，病可以愈。

干姜炭二分　杏仁三钱　橘红络各一钱　炙苏子一钱半　枸杞三钱　炙紫菀一钱　五味子三分　象川贝各三钱　赤白苓各三钱　绵仲三钱，炒　炙款冬一钱　炒乌药六分　益智仁六分，炒

龚左　二月五日　二诊

仍剧咳，气喘，痰薄，脉调，舌色亦正路。温肺补肾不效，当镇之。

干姜二分　杏仁三钱　绵仲三钱，炒　五味子四分　炙苏子一钱半　归身三钱　麦冬三钱　炒乌药一钱　川贝三钱　局方黑锡丹四分，入煎

脏躁

周右　二月二日　初诊

面色不华，脉数，舌燥，常感头眩，胸闷，泛恶，经色黑，胆腑从火化，血皆上行，病此者颇多，然无如是重者，亟清之。

滁菊一钱半　钗斛三钱　川楝肉八分　桑芽三钱　麦冬三钱　知母一钱　鲜生地四钱　归身三钱　川连三分　淡芩一钱，炒　黑荆芥八分

周右　二月五日　二诊

尚苦头眩，热退，面色仍不华，胸脘亦仍闷，肝

病当春而剧，镇之。

煅龙齿_{三钱} 绵仲_{三钱，炒} 桑芽_{三钱} 逍遥丸_{一钱，入煎} 川连_{三分} 枸杞_{三钱} 归身_{三钱} 大生地_{三钱} 茯苓神_{各三钱}

周右　二月十六日　三诊

面无血色，舌干而虚，气闷难寐，悒悒不乐，当是脏躁症。其大便必约。现在每日行，将来当七八日一行，虚不受补，当斡旋。

归身_{三钱} 制香附_{三钱} 钩尖_{三钱，后下} 麦冬_{三钱} 茯神_{三钱} 桑枝_{三钱} 钗斛_{一钱} 炒子芩_{三钱} 细生地_{三钱} 绵仲_{三钱，炒} 菟丝子_{三钱}

便血

孙左　二月五日　初诊

便血脉芤，此因失血太多之故，面色未变，当是失血太骤之故。稍久无有不变者，所失既多且骤，其势可怖，亟止之。

细生地_{四钱} 炒槐米_{姜炒，四钱} 牛角䚡_{三钱，打碎炙} 天冬_{三钱} 地榆炭_{一钱} 归身_{三钱} 炒栀仁_{一钱} 棕皮炭_{三钱} 醋炒升麻_{二分}

孙左　二月十九日　二诊

脉软，唇绛，舌剥，呕吐痰，病则未除，故早起仍吐。脉软是虚，须注意寒暖饮食，勿生枝节，则病虽重，亦无问题。

人参须一钱半，另煎　川连三分　川贝三钱　仙半夏一钱半　钗斛三钱　枳实一钱　淡芩一钱　关虎肚一钱半　竹茹一钱半　江西子一钱，米炒

杂病

方官官　二月七日　初诊

常衄，常流黄涕，脉颇平正，色泽不甚好，苔亦不匀，脑太热，所以有此。当亦是伏病，恐将来与发育有关。

薄荷一钱，后下　赤芍一钱半　防风一钱　辛夷八分　细生地三钱　秦艽一钱半　天麻三钱　滁菊二钱　桑芽三钱　徙薪丹一分，吞

方官官　二月十三日　二诊

进化湿之剂。面色较好，黄涕仍未除，规矩权衡不合，是为早熟腺病也，其咳嗽痰多是伤风。

荆防八分，炒　天麻三钱　薄荷一钱，后下　滁菊一钱半　赤芍一钱半　辛夷五分　钩尖三钱　桑枝三钱　归身三钱

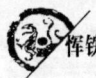

徙薪丹一分

梅核气

余右　二月九日　初诊

体盛脉滑，唇舌无血色，遍身皆肿，颈项胸部常发红疹，见头晕心跳，手抖足软诸神经过敏症。鼻中隐青色，血不归经，故月事甚少，病深而头绪多，仓猝不易料理。

煅龙齿三钱　逍遥丸一钱半，入煎　陈阿胶二钱，蛤粉炒天麦冬各三钱　制香附三钱　桃仁钱半，去皮尖　天麻三钱归身三钱　佐金丸四分，入煎　怀膝三钱　绵仲三钱　钗斛三钱　赤芍一钱半　茯神三钱　滁菊二钱

余右　二月十一日　二诊

诸恙略见瘥减，仍形寒，体肥湿盛，阳不足，然不得用温剂，以肝阳易动故也。

归身三钱　仙半夏一钱半　赤芍一钱半　钗斛三钱　佐金丸三分，吞服　桃仁三钱　天麻三钱　制香附三钱　红花一钱半　煅龙齿三钱　绵仲三钱，炒　虎胫骨三钱　滁菊二钱　逍遥丸一钱，入煎　怀膝一钱半

余右　二月十五日　三诊

脉沉微，舌露底，头眩，胸闷，脚软，诸恙虽略

见差减，却傍晚见面肿脚肿，是虚症也。体气肥盛，本属多血质，其血不虚，虚在气分，气虚例当多痰而眩，心跳是神经过敏，与眩为一件事。

江西子一钱　细生地三钱　茯神三钱　人参须一钱，另煎　绵仲三钱，炒　枸杞三钱　钗斛一钱　菟丝子三钱　天麻三钱　天麦冬各三钱　二妙丸八分，入煎　瓜蒌霜一钱　煅龙齿三钱　逍遥丸八分，入煎　滁菊一钱半

余右　二月十七日　四诊

舌干，脉象颇好，现在觉心嘈，胸脘痛，喉间似梗，仍是肝气梅核。

钗斛三钱　细生地三钱　煅龙齿二钱　天麦冬各三钱　绵仲三钱，炒　茯神三钱　制香附一钱半　菟丝子三钱　归身三钱　逍遥丸一钱，入煎　滁菊一钱半

泄泻

屠官官　二月十日　初诊

泄泻久未愈，索食无度，是为除中。其末路是疳积，舌苔不化热，可温。

扁衣三钱，炒　毕澄茄四分　二神丸三钱，入煎　建曲三钱　芡实三钱　焦白术一钱　茯苓三钱　木香一钱半

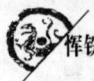

屠官官　二月十二日　二诊

较好，未全好，仍泻，仍要吃。舌光，消化力不及豰，要吃是假的。

焦白术一钱　茯苓神各三钱　扁衣三钱，炒　毕澄茄四分　芡实三钱　白头翁三钱，酒洗　木香一钱半　炒建曲一钱　炙甘草六分　仲景乌梅丸三钱，入煎

血证

林左　二月十四日　初诊

舌苔黄糙上蒙黑霜，此当见血之症。舌质绛，津液少，内热奇重，热则上行，血当见于上，痰中夹血，尚不算，虑其衄，胸脘不适，欲呕不得，此因胃热之故。以香药开之，必不应。热度低，并非无热，热在里也，惟其里热盛，薰炙及于神经，所以谵语。

仙半夏一钱　乌犀尖一分，磨冲　白薇一钱　淡芩一钱　杏仁三钱　知母一钱　薄荷一钱，后下　竹茹一钱半　象川贝各三钱　茯苓神各三钱　川连二分　鲜生地四钱　瓜蒌霜一钱半

林左　二月十五日　二诊

脉缓滑有序，舌苔糙燥质绛，舌面皮层似乎硬化，

且有裂纹，此即肠出血之见证。呼吸平正，与脉搏相协调，心肺无病。昨日虽得寐，仍有郑声，精神不振，极感疲乏，而两手微战，此兼有神经性，近乎风缓之症。论脉象此病必愈，且愈期不远，惟所见风缓症，与脉不合，姑予维持正气，以观其后。

回天丸一粒四分之一，化服　生白芍一钱半　细生地三钱 炒槐米三钱，姜炒　乌犀尖一分，磨冲　吉林参须一钱，另煎 棕皮炭三钱　归身三钱　炒枣仁三钱，研

肺病

王左　一月十四日　初诊

因喉症打针，发热发风疹，其后遂骨楚。喉症为风热，打针则外邪无出路，留于筋络则酸痛，达于肌表为风疹，从大便出为泄泻，余邪未净，痛则不止，此皆显然可见者。现在当使其仍从肌表出。

秦艽一钱半　制香附三钱　扁衣三钱，炒　茯苓神各三钱　丝瓜络一钱半　木香一钱半　建曲一钱，炒　归身三钱 虎骨木瓜丸三钱，入煎

王左　一月十九日　二诊

脉起落清楚，舌色有胃气，是较前为佳，惟痰仍锈色，且吐时人觉不适，此种与呼吸恶浊空气有关，

据色脉尚无大害。

炒潞党一钱　杏仁三钱　绵仲三钱，炒　天麦冬各三钱　象贝三钱　菟丝子三钱　炙款冬一钱　橘红一钱半　枸杞三钱　陈阿胶一钱半，蛤粉炒后下

脚气

周左　二月十七日　初诊

脉尚平，舌色中干而鲜明，久咳不愈，近因感寒，咳更剧，且两脚均肿而重，是脚气初步，此种末路，是水肿，须及今治之。

象川贝各三钱　吴萸四分　橘叶三钱　槟榔六分　杏仁三钱　茅根三钱　松节四分　老苏梗一钱　木瓜三钱　归身三钱

周左　二月十九日　二诊

脚肿略差，却躁烦不得寐，口味淡，胸脘痞闷，病属脚气，以脚肿为主要症。

象川贝各三钱　炙苏子一钱半　茅根三钱，去心　杏仁三钱　防风一钱，炒　老苏梗一钱　桑皮一钱半　橘叶一钱半　木瓜三钱　松节四分，炒　归身三钱　茯苓神各三钱　防己三分　川连三分，吴萸一分同炒

咳嗽

翁左　二月十七日　初诊

面色萎黄，脉沉微弦弱而不甚匀正，舌干微露底，咳嗽喉痛已经月。以前更患癥瘕，肝肺胃肠诸脏器皆有病，故见如此色脉，甚非细故，头绪多，仓猝不能全治。

钗石斛三钱　炙紫菀一钱　象川贝各三钱　细生地三钱　炙款冬一钱　橘络一钱半　茯苓神各三钱　杏仁三钱　归身三钱　绵仲三钱，炒　萆薢一钱半　仙半夏一钱　制香附一钱半

翁左　二月廿一日　二诊

面色萎黄，甚劣，舌色隐黑，喉见白腐，地位虽在颚扁桃腺之旁，审其腐处，并非喉症，此病之来源甚远，亦甚深，现在已届末传时期，恐不能取效。

归身三钱　萆薢一钱半　土茯苓三钱　细生地三钱　川贝三钱　地丁草一钱　炙姜蚕一钱半　甘中黄八分　自加万全丸三十粒，吞服

翁左　二月廿三日　三诊

脉数，喉痛略愈，但照病情，不能如是之速，面色仍萎黄，虚甚，宜兼补。

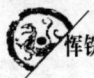

归身三钱　益智仁八分　炙姜蚕一钱半　姜半夏一钱草薢一钱半　补骨脂八分,炒　绵仲三钱,炒　泽泻八分炒车前一钱半　万全丸二分,吞服

胃痛

缪左　二月十九日　初诊
胃脘痛有年,痛在中脘,发作无定时,不论饥饱,服苏打则略好,病在胃。
人参须一钱半,另煎　炒乌药七分　木香一钱　仙半夏一钱半　沉香曲一钱　炙乳香三分　关虎肚一钱半,炒　青陈皮各一钱　制香附三钱　归身三钱

缪左　二月廿一日　二诊
脘痛略差,舌润,脉溢,不渴,可以平胃。
制小朴三分,姜炒　关虎肚三钱,炒　炒乌药八分　青陈皮各八分　茯苓三钱　沉香曲八分　姜半夏一钱半　人参须一钱半,另煎　木香一钱半　制香附三钱　归身三钱　焦白芍一钱　炙乳香三分,去油

水肿

顾官官　二月十九日　初诊
咳嗽,气急,鼻扇,面肿,脚亦肿,唇色紫绛,

腹硬，便溏，是有内伤，其伤在胃肠，肺亦伤，是有生命之险。病有二十余日，补牢已晚，难治。

北沙参一钱　炙苏子一钱半　天麦冬各三钱　象川贝各三钱　归身三钱　扁衣三钱，炒　杏仁三钱　炙草六分　建曲一钱，炒　茯苓三钱

顾官官　二月廿日　二诊

咳嗽，气急遍身肿胀，唇色紫绛，舌苔黄腻，里热甚重，脏腑皆病。脏病是肺肾病，腑病是胃脏病，此四种脏器，皆受伤，故难治。

麦冬三钱　杏仁三钱　川贝三钱　钗斛三钱　炙草六分　归身三钱　细生地三钱　茯苓三钱　北沙参一钱

中风

季左　二月廿一日　初诊

左尺脉硬，肾虚肝旺，因节候变迁，旧病复发，脏气甚乱，此次恐不易料理，因人生有涯，药力有限。

羚羊尖一分半，磨冲　胆草二分，酒炒　独活八分　煅龙齿三钱　猺桂心一分半，研九吞　川贝三钱　归身三钱　天麻三钱　姜半夏一钱半　万全丹二分，自加吞服　回天丸一粒，自加化服

季左　二月廿三日　二诊

涎唾不摄，舌强，说话不清，旧病再发，本属难治，脉硬较昨更甚，硬为无阳，必须辛温降纳，能否挽救，总在不可知之数。

生附子八分　吴萸四分　姜半夏一钱半　猺桂心一分，研丸吞　虎骨三钱　秦艽一钱半　薤白一分　天麻三钱　独活八分　回天丸一粒药，化服

季左　二月廿四日　三诊

右脉已软，左脉仍略硬，神气较好，说话亦略为清楚，且能吸烟，然则当有希望，再温之。

制附片一钱　秦艽一钱半　吴萸四分　天麻三钱　独活一钱　薤白一钱　虎骨三钱　仙半夏一钱半　归身三钱　回天丸一粒，化服

季左　二月廿五日　四诊

今晨痰夹血、痰黄，神气较好，语言较清楚，亦能寐，肾虚肺热，上盛下虚，脉硬甚。

生附子八分　麦冬三钱　生地四钱　藕节五个　猺桂心一分，研丸吞　天麻三钱　秦艽一钱半　茜根炭三钱　回天丸一粒　鲜童便半茶杯冲　猪胆汁五滴冲

痞满

伍太太　二月廿三日　初诊

脉数而躁疾，舌苔不匀，中间作赭色，内热重，胃神经有病，不能消化，故不知饥。胃不和，故不能寐。虚甚，肝胆复热，肾亦亏，故气急，再造丸非其治。

钗斛三钱　制香附一钱半　归身三钱　橘络一钱半　茯神三钱　仙半夏一钱　川贝三钱　竹茹一钱半　炙乳香三分，压去油　人参须五分

伍太太　二月廿四日　二诊

脉已不躁疾，赭色苔已化，舌苔尚不匀，虽得酣寐，仍泛恶胃呆腹胀，溲少，病已见机转，大分无妨。

人参须一钱半，另煎　竹茹一钱半　茯苓神各三钱　钗斛三钱　仙半夏一钱半　制香附三钱　枳实一钱　关虎肚一钱半，炒　橘络一钱半　杏仁三钱　川贝三钱

月经先期

许右　二月廿三日　初诊

血色不甚好，唇舌都有热象，脉洪鼓指，色脉都不平正，患小腹痛，腿酸，经一月二次行，肝肾皆亏，

且有瘀血。

炙鳖甲—钱半　木香—钱半　细生地三钱　炙乳香三分，去油炒　柴胡四分　归身三钱　绵仲三钱　制香附三钱　延胡七分　菟丝子三钱　枸杞三钱　萆薢—钱半　泽泻八分　黄肉八分　莲须—钱半　钗斛三钱

　　许右　二月廿五日　二诊
　　舌苔隐黑，面色隐青，经多，本有瘀，当行；然虑其崩，又当止，须止不碍瘀。然则莫妙于以通为止。
　　归身三钱　绵仲三钱，炒　细生地三钱　桃仁三钱　菟丝子三钱　制香附—钱半　红花—钱半　枸杞三钱　萆薢—钱半　莲须—钱半　钗斛三钱

　　许右　二月廿七日　三诊
　　小腹偏左作痛，喉亦痛，经仍未净。脉好，舌色仍隐黑，毕竟是瘀。
　　制香附三钱　绵仲—钱，炒　天冬三钱　木香—钱半　菟丝子三钱　细生地三钱　炙乳香四分　炒子芩三钱　归身三钱　炙姜蚕—钱半　棕皮炭三钱　鹿角霜—钱

产后病

　　郦右　二月廿四日　初诊
　　产后四十余日，带多，是有瘀血，脉软不化热，

以故不头眩，而气坠是气虚，所以知其有瘀。不但是带，面色亦不华。

归身三钱　琥珀四分,研九吞　生熟地各三钱　川芎六分　猪苓一钱半　制香附三钱　炙芪三钱　莲须一钱半　青陈皮各一钱　象川贝各三钱　杏仁三钱

郦右　三月一日　二诊

药后略好，无充分效力，气虚从下脱，当再举之。面色不华，血色素起变化，此种原非旦夕可愈，气坠则当有速效。

炙芪三钱　制香附三钱　菟丝子三钱　钗斛三钱　琥珀五分　枸杞三钱　生熟地各三钱　绵仲炒,三钱　归身三钱,醋炒　升麻一分　鹿角霜一钱半

妊娠病

荣右　二月廿四日　初诊

面色萎黄，脉无胃气，舌有结苔，患头眩心跳泛呕，经阻四个月，腹部渐大而不见喜证，殊非细故，为审慎起见。先予疏肝养血，以观其后。

逍遥丸一钱半,入煎　茯神三钱　炒子芩一钱　归身三钱　青陈皮各一钱　防风八分,炒　制香附三钱　炒绵仲三钱　黑荆芥八分,炒　细生地三钱　秦艽一钱半　煅龙齿三钱

荣右　二月廿六日　二诊

病不见减，脉则较好，舌苔亦化，经阻当是喜。虚甚，外感既清，宜补。

绵仲三钱，炒　归身三钱　炒子芩一钱　菟丝子三钱　桑寄生三钱　橘络钱半　枸杞三钱　生白芍一钱半　川贝三钱　大生地四钱　滁菊一钱半　生石决三钱　川芎三钱

荣右　二月廿八日　三诊

仍头眩，早起为甚，面色较好，腰酸未净除，当再补益，以事安胎。

炒子芩一钱　菟丝子三钱　大生地四钱　陈阿胶一钱半，蛤粉炒后下　滁菊一钱半　桑枝三钱　天冬三钱　绵仲三钱，炒　归身三钱　川贝三钱

神经系病

褚右　二月廿八日　初诊

流黄涕已久，常头眩，无嗅觉，耳鸣，其病为大风，其源是伏湿，现在已传入大脑中枢神经。此后一步，是鼻柱陷耳聋，急起直追，或者尚可为力。

滁菊二钱　赤芍一钱半　菟丝子四钱　草薢三钱　天麻三钱　归身四钱　佐金丸三分，入煎　制香附四钱　独活一钱　绵仲四钱，炒　茯神四钱　万全丹二分，吞服自加

褚右　二月廿八日　二诊

凡内风伏湿见中枢神经系病症，至少距起病时在十年以上，来源之远如此，断非仓猝可以取效。舌色甚劣，黄涕加多，都非坏象。假使药不中肯，服后且无感觉，药不瞑眩，厥疾不瘳，欲取适口，毋宁吃糖。然药后甚不适，亦非是，当予斡旋。

归身三钱　生白芍一钱　菟丝子三钱　茯苓三钱　炒黄柏四分　辛夷六分　绵仲三钱，炒　萆薢一钱半　车前一钱半　万全丹一分，吞服自加

第六期

恽铁樵　著

副痘

谢四小姐　三月九日　初诊

脉滑而数，热壮，脘闷，面部胸脘各处均见粗点，面色稍暗，此是副痘之重者。好在舌色已化热，尚不难治，惟谨慎调理。

淡芩一钱　枳实一钱　葛根一钱　归身三钱　竹茹钱半　川连三分　防风一钱，炒　茅根三钱，去心　赤白苓各三钱

谢四小姐　三月十日　二诊

痧子未回，遽而外出。现在面肿壮热，口渴引饮，胸闷无汗，喉有白点，是伏感之重者，其肿是瘟毒。

炙麻黄三分　淡芩一钱　竹茹钱半　葛根钱半　川连三分　枳实一钱　生石膏三钱　杏仁三钱　马勃八分　银花钱半　板蓝根钱半　防风八分

谢四小姐　三月十一日　三诊

面部右半肿益甚，热壮，有谵语，喉亦肿，痛甚，

手不可近，泛恶，是热向里攻，仍当从速达之向外，陷则难治，闭汗，还当汗之。

炙麻黄三分　板蓝根三钱　连翘三钱　生石膏八钱马勃八分　川贝三钱　甘中黄一钱　银花三钱　薄荷一钱，后下　炙姜蚕三钱　鲜生地六钱　鲜芦根一两，去节　人中白一钱　冰片一分　鲜生地六钱　西瓜霜一钱　生石膏四钱薄荷一钱　炙姜蚕钱半

上七味，研细筛过后入冰片研匀，弹喉中。

痹证

聂四太太　三月九日　初诊

脉涩而弱，此种脉象，关内脏神经，病在肝肾及心，当是节候关系，筋骨痛已久，非设法除之不可，经络不通，故痛。亦因不通之故，所以见此脉。

西洋参一钱　天麻三钱　虎骨二钱，炙用胫骨　小活络丹半粒，入煎　独活一钱　制香附三钱　万全丹一分，自加吞服　秦艽钱半　仙半夏钱半　回天丸半粒，化服自加

聂四太太　三月十四日　二诊

脉较九号为佳，黄涕必须设法清理，据此脉象，暂时可以无妨。

虎骨四钱，炙　苡仁三钱　秦艽钱半　归身三钱　木瓜三钱　天麻三钱　炙乳没各三分，压去油　大生地三钱　五

加皮八分　独活八分　制香附三钱　人参须钱半　回天丸
一粒，自加化服　炒焦茅术四分　钗斛三钱

聂四太太　三月廿三日　三诊

舌苔灰白，口不渴，不思饮，夜间发，不能转侧，浑身骨楚，右手尤甚，并有盗汗，春分大节气候变寒，影响于病躯者如此。

制川乌四分　归身三钱　虎胫骨三钱，炙　秦艽钱半
制小朴二分　炙乳没各三分，去油　防风一钱　茯苓三钱
川贝三钱　丝瓜络钱半　桑枝三钱　细生地四钱　回天丸
一粒，化服　木瓜三钱　浮小麦五钱

聂四太太　三月廿七日　四诊

脉细微，神色妥当，骨楚略减，脚上发红斑，是病邪出路，发乃佳。胃呆欲呕，当是湿不下行。

焦茅术四分　虎骨三钱，炙　桑枝三钱　归身三钱　制
川乌四分　怀膝三钱　川贝三钱　钗斛三钱　木瓜三钱　天
麻三钱　秦艽钱半　炙乳香四分，去油　回天丸一粒

聂四太太　四月一日　五诊

右脉涩，舌苔隐寒象，遍身骨楚，痒乃术附之故。照理服此则皮中如虫行，其实无害，痒究贤于痛，舌色恐是假象，不宜再温。

桑枝三钱　陈阿胶一钱，炖烊后下　秦艽钱半　独活八分　丝瓜络钱半　川贝三钱　虎骨三钱，炙　茯神三钱　大生地三钱　仙半夏一钱　归身三钱　怀膝三钱　二妙丸一钱，入煎　回天丸半粒

酒风、消渴

程左　三月九日　初诊

满面风湿，因嗜酒而来，是谓酒风。糖尿是消，引饮、不健、饭溺多是为消渴，饮一溲一可治。矢燥为脏燥，亦甚吃紧。

钗斛三钱　生石膏钱半　玉竹一钱　西洋参钱半　蛤蜊壳八钱，生用打　花粉一钱　竹叶钱半　川贝三钱　万全丹十五粒，自加吞服

程左　三月十三日　二诊

面色略静，脉洪滑，亦较软，消症颇见差减，未净除，但病已见机转，可冀渐差，须屏除厚味。

钗斛三钱　生石膏钱半　芦根三寸，去节　天冬三钱　蛤蜊壳六钱，生用打　知母一钱　川贝三钱　花粉一钱　竹叶七片　万全丹二十粒，自加

谨按：治糖尿此方特效。

受业孙永祚附识

程先生　三月十六日　三诊

脉较好，面色亦较好，其脉洪滑而缓软，此是药后机转，面上风色瘥减，亦属佳象。药能应糖尿，便不足虑。

生石膏三钱　天冬三钱　怀山药五钱　知母一钱　绵仲三钱　莲须钱半　竹叶钱半　生石决三钱　覆盆子三钱　万全丹三十粒, 吞服自加

程左　三月十九日　四诊

面上风色瘥减，消症亦瘥减，惟脉仍洪滑而硬，此是病未净除之故。此种是慢性，当需以时日。

竹叶钱半　蛤蜊壳八钱, 打　莲须钱半　生石膏三钱　天冬三钱　钩尖三钱　怀山药五钱　钗斛三钱　桑芽三钱　万全丹四十粒, 吞服

程左　三月廿二日　五诊

左尺脉硬，风色虽减，微形不足，牛奶、猪肉都不宜，白塔油尤甚。尿中糖分增多，正因此故，脉硬为肾亏，补肾药与此病冲突，稍为难治。

怀山药五钱　天冬三钱　补骨脂八分, 炒　竹叶钱半　钗斛三钱　苁蓉三钱　蛤蜊壳八钱, 打　巴戟肉八分, 炒　细生地三钱　茯苓三钱　泽泻八分

伏湿

董左　三月十日　初诊

色脉均从寒化，与伏湿病不宜，是难治。

小朴三分，炒　萆薢钱半　桂枝三分　姜半夏钱半　吴茱萸四分　茯苓三钱　万全丹二分，吞服自加

董左　三月十五日　二诊

面色仍不正当，舌从寒化，伏湿上行，最为危险。

萆薢钱半　海金沙钱半　猪苓钱半　莲须钱半　萹蓄钱半　益智仁一钱　茰肉八分，炙　泽泻八分　徙薪丹五分，吞服　防己八分　巴戟肉一钱

崩漏

顾右　三月十日　初诊

脉洪滑，血色尚好，月事乍净，仅十日再行，量多而色红，此是崩。若血色变，便有危险。肝热、血热、冲任虚，以故妄行。腰酸即是虚证，以故得参汤差可忍。

天冬三钱　莲须钱半　川芎四分　牛角䚡三钱，炙打碎　炒子芩一钱　川断三钱　大生地五钱　茰肉八分　绵仲三

157

钱，炒　菟丝子三钱　归身三钱　西洋参钱半　陈阿胶钱半，后下，蒲黄炒

顾右　三月十二日　二诊

脉缓软，血虽止，小腹酸胀，头亦胀痛，舌苔白润，口味淡，不引饮，寒热错杂，温凉都不可。小腹胀，须防血，再来疏肝补肾，则面面俱到而无冲突。

逍遥丸钱半　归身三钱　春砂壳六分　制香附三钱，醋炒　绵仲三钱，盐水炒　莲须钱半　炒黑荆防各六分　菟丝子三钱　细生地三钱　艾叶四分　陈阿胶钱半，蒲黄炒　鹿角霜一钱　棕皮炭钱半　藕节五个

顾右　三月十四日　三诊

五更泄泻为肾泄。崩为冲任虚，冲任即子宫，亦肾之领域，是其病不外肾虚。舌色淡白无血色，心馈，每于血行时，则馈发作。是因肾病，心所失之血为心血，稍甚当见盗汗、自汗，绝非轻症。每年常见此病，是其来已旧，此须平日调补。临渴掘井，事过则不复措意，总不是事。

四神丸一钱，入煎　归身三钱　鹿角霜一钱　绵仲三钱，炒　炒枣仁三钱，研　细生地五钱　桑枝三钱　川断钱半　茯神三钱　藕节五个　橘络钱半　血余炭三分

158

吐血

陆右　三月十日　初诊

脉虚甚，面微尘，患吐血、头眩、耳鸣，旧患咳嗽，多沫痰，多带，此种是虚弱性而兼有伏湿。吐血是湿邪入络，非因虚而有湿，乃因湿而致虚，其病已深入，难治。

细生地三钱　杏仁三钱　绵仲三钱，炒　小蓟炭钱半　茜根炭三钱　象川贝各三钱　萆薢钱半　归身三钱　炙紫菀一钱　琥珀四分，研丸吞　菟丝子三钱　制香附三钱　鲜童便半茶杯冲　麦冬三钱　万全丹每顿十五粒，吞服

陆右　三月十五日　二诊

脉甚弱，左大而右小，咳嗽气急依然，面微肿，湿邪入肺而咳，病程当在十年以上，三五日中，何能见效。

炙紫菀一钱　象川贝各三钱　茜根炭三钱　麦冬三钱　炙桑皮钱半　萆薢钱半　小蓟炭钱半　蛤蚧尾六分，炙研冲　杏仁三钱　绵仲三钱　侧柏炭一钱　鲜童便半茶杯冲　五胆药墨汁半酒盅

另服万全丹，每日一分，早起食前服。

惊风

王宝宝　三月十一日　初诊

气急鼻扇，颈项反折，急性支气管与惊风并发。环唇青，躁烦不能啼，病已二十余日，是有大险，能否挽救，在不可知之数。

象川贝各三钱　五味子四分　川连三分　杏仁三钱　炙草六分　钩尖三钱　细辛一分　淡芩一钱　薄荷一钱，后下　安脑丸一小粒，化服自加

王宝宝　三月十三日　二诊

热不扬，咳不出，不能啼，无泪无涕，口渴，咂唇，弄舌，指头凉，人王部色晦，鼻扇较前略好，仍未净除，据此症象，当痉，是虚弱性。不能推惊，热蕴于里不得出，正气已虚，是万分危险之候。

归身四钱　葛根一钱　薄荷一钱，后下　炙草八分　川象贝各三钱　蝎尾三分，炙研冲　细生地五钱　杏仁三钱　川连三分　赤白苓各三钱　安脑丸六小粒

药分六次服，蝎尾亦分六次冲，每次用丸一粒，每次服药相隔二点钟。

王宝宝　三月十四日　三诊

仍见鼻扇，咳不爽，不能啼，环唇青色，无涕无

泪。肺为风束，胃中有痰有热，可以成急性肺病，更可以成惊风。很危险，很紧要。

鸬鹚咳丸一钱，入煎　细生地三钱　蝎尾一分　归身三钱　钩尖三钱　象川贝各三钱　炙草六分　薄荷一钱，后下　杏仁三钱　橘红络各二钱　川连二分

王宝宝　三月十五日　四诊

环唇青色，面形苦热，此温病入第四步阴虚而热之候。

细生地三钱　钗斛三钱　钩尖三钱，后下　炙草六分　白薇一钱　象川贝各三钱　归身三钱　薄荷一钱，后下　橘红络一钱　炙苏子钱半　杏仁三钱

烂喉痧

缪右　三月十一日　初诊

发热形寒，喉头红肿而有白腐，舌剥质绛，苔厚而干，胃部炎肿，此所以呕。面微尘，是伏湿，形寒，无汗，骨楚，胸闷，是现在新病，是烂喉痧重险之候。

炙麻黄三分　竹叶八片　羌活四分　生石膏四钱　知母一钱　炙姜蚕钱半　杏仁三钱　秦艽钱半　炒牛蒡钱半　板蓝根三钱　甘中黄一钱

缪右　三月十二日　二诊

药后得汗，喉痛略减，脉缓滑，较有序，病情较昨日略佳，咳全不爽，且见气急鼻扇，是支气管炎症。喉痧与急性肺病并发危险自不待言，尤劣者，舌色干绛，舌尖毛刺，阴分已虚，断不任表，此与急性肺病有冲突，当设法斡旋。

北沙参钱半　鲜生地四钱　花粉一钱　银花钱半　麦冬三钱　板蓝根三钱　象川贝各三钱　炙苏子三钱　炙姜蚕钱半　薄荷一钱，后下　杏仁三钱　马勃八分　鸬鹚咳丸二钱，入煎

缪右　三月十三日　三诊

脉缓滑，较昨为佳，气急鼻扇未净除，亦较差减，舌苔红绛而干，如蒙血皮，此是热入营分稍重，但得犀角当解，谨慎调护，可冀无险。

乌犀尖一分半，磨冲　杏仁三钱　瓜蒌霜钱半　细生地四钱　北沙参一钱　川连三分　川贝三钱　橘络钱半　麦冬三钱　炙苏子三钱

缪右　三月十五日　四诊

沫痰甚多，肺虚且燥热未净，脉则较好，舌色光红，痰不爽，大便不行，脘闷，喉症已告一段落，痧子尚未净，最好更熨一二次。

瓜蒌霜钱半　杏仁三钱　钗斛三钱　川连三分　麻仁

三钱　归身三钱　象川贝各三钱　郁李仁三钱　橘络钱半
麦冬三钱　北沙参钱半　炙苏子三钱　梨皮一个

缪右　三月十七日　五诊

脉甚好，神气亦好，气急平，唇燥舌光红，喉间尚干痛，此是余波。其急性肺病与喉痧已告一段落。现在症结在阴不足，所以艰于成寐，甘凉补之。

西洋参钱半，另煎　川贝三钱　归身三钱　钗斛三钱
橘络钱半　玉竹一钱　细生地三钱　杏仁三钱　麦冬三钱
炒枣仁三钱，研

闭经

浦右　三月十一日　初诊

产后月经不行已两年，面色华好，别无所苦，但此亦是病。因冲任窒而不通，经血改道而行，现在虽无妨，却有后患，因此亦干血痨之一种。伏根于现在，发作于四十左右，故非速治不可。

绵仲三钱，炒　菟丝子三钱　归身三钱　制香附三钱
茯苓三钱　枸杞三钱　细生地三钱　陈阿胶钱半，炖烊后下
艾叶六分　琥珀四分，研丸吞　萆薢钱半

浦右　三月十八日　二诊

肾虚与补肾药无甚感觉，平补之剂，原非短时期可以取效。腹中有气攻动，是兼有肝病，血不下行，非破血可以济事者，还当补益。

全当归三钱　绵仲三钱，炒　陈阿胶钱半，蒲黄炒　红花钱半　菟丝子三钱　制香附三钱　生熟地各三钱　枸杞三钱　琥珀四分，研丸吞　炒子芩一钱　钗斛三钱　佐金丸四分，入煎

水肿

张左　三月十一日　初诊

脉洪大而数，责责然鼓指，舌苔抽心，眼下有卧蚕，头脉跳动，面无血色，此因血行不能达四末，心房势力蹙，因起代偿作用，所以见此脉。据色脉，心病、肾病、肺病、肝病、胃病。脉洪大为有余之假象。其实无在不虚，心为甚，将来是水肿。

归身三钱　茯神三钱　枸杞三钱　枣仁三钱　绵仲三钱　天麦冬各三钱　制香附三钱　菟丝子三钱　龟龄集一分冲

张左　三月十四日　二诊

脚肿而亮，气喘，颈脉跳动，是已成水肿。药后所以感不适者，当即因龟集中戒盐，因此病忌盐。现在尺脉硬为肾无阳，据此，是喘为肾不纳气，肾水上

泛而凌心，在理局方黑锡丹可用。右三部脉仍鼓指，亦已见虚象，病情甚不廉，大便不行，可另服子龙丸或十枣，每次约二分，明知虚不任攻，但及今攻之，补牢未晚。愈迟则愈虚，措手不及矣。

老苏梗一钱　旋覆花一钱，包　杏仁三钱　薤白八分黑白丑各三分，炒研用头筛末　吴萸四分　代赭石一钱，煅研露制附块八分　赤白苓各三钱　局方黑锡丹三分，入煎

十六日改方加松节三分、炒车前钱半，去老苏梗、代赭石、旋覆花、制附块，加木瓜三钱。

十枣汤方

大戟五分　甘遂二分，米泔水浸一宿去黑水用　芫花五分，炒　葶苈五分，炒

上药研末去粗，用肥大红枣十个，去皮核，将枣肉与药末同捣和为丸，如绿豆大，每服三丸，每天一服，不知加一服，不知再加一丸，得畅泻为度。忌食咸物。

谨按：十枣、陷胸、抵当之类作丸，进服退之最为妥当，此本孙真人法，李东垣亦用之。

受业孙永祚附识

神经系病

兰姨太　三月十二日　初诊

遍身震动不止，色脉无恙，脏腑不病，病在神经

纤维。表面虽觉病情甚奇，其实无生命之险，但亦不易取效，是以少服药为是。因医生识此者少，盲人瞎马，药之危险，甚于病之危险，其余病理，详口说兹不赘。

天麻三钱　虎胫骨三钱，炙　蒺藜三钱　钗斛三钱　独活一钱　钩尖三钱　归身三钱　生白芍三钱　桑枝三钱　滁菊二钱　生地三钱　川贝三钱　回天丸半粒

感冒

薛宝宝　三月十二日　初诊

发热，舌色不化燥，胸脘痞闷，当然有积，但重心在外感，积不在肠，是阳明经证，未可攻。

葛根钱半　橘红钱半　腹皮三钱　象贝三钱　竹茹钱半　焦谷芽三钱　杏仁三钱　楂炭三钱　茯苓三钱　防风一钱，炒　川连三分

薛宝宝　三月十四日　二诊

热退后再发，当是复感。色脉无恙，脘闷颈脉跳动，面红，热在上，症情当出疹。但亦无妨，只须忌口。

前胡钱半　象川贝各三钱　赤白苓各三钱　薄荷一钱，后下　杏仁三钱　归身三钱　葛根钱半　橘红钱半　炙草六分

薛宝宝　三月十五日　三诊

色脉神气都好，热亦将退，红点是风斑，胸脘不闷内中已无余邪，明日当霍然愈。

归身三钱　枳实一钱　薄荷后下，一钱　炙草六分　竹茹钱半　赤白苓各三钱　牡蛎三钱　杏仁三钱　茅根去心，三钱

十六日改方加楂炭三钱、腹皮三钱、焦谷芽三钱。

痧子

苏官官　三月十三日　初诊

发热咳嗽，身有红点，面部却无，喉头红肿作痛，此是痧子，最忌牛黄。清血，则痧子得出。又喉痛忌麝香，此病有险，当有剧变在后。

薄荷一钱　象川贝各三钱　橘红钱半　葛根一钱　杏仁三钱　炙草六分　炒牛蒡钱半　炙苏子钱半　川连三分

谨按：读此案可知牛黄清心丸、紫雪丹、六神丸所以误事之故。

受业孙永祚附识

苏官官　三月十四日　二诊

涕黄痰黄，是从热化，热为顺，面色红亦顺。眼皮重、胸闷、躁烦，是痧子尚未出透。当再用芫荽外熨。喉不痛亦好，是痧子，不是麻，清之当差。

薄荷一钱，后下　川连三分　鲜生地三钱　象川贝各三

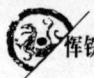

钱　葛根一钱　枳实一钱　杏仁三钱　橘红钱半　淡芩一钱
竹茹钱半　赤白苓各三钱　炙草六分　归身三钱

苏官官　三月十五日　三诊

痧子尚未全透，仍须外熨三五次。项间有核，既是旧病，当俟痧子愈后另治。现在舌根苔结，前半光红，面部四肢微肿，此因有积，中宫不通之故。当以去积为先务，积除，胸脘不闷，其热自退。

川连三分　枳实一钱　归身三钱　葛根一钱　瓜蒌霜
钱半　楂炭三钱　炙草六分　淡芩一钱　姜半夏一钱　腹皮
三钱　薄荷一钱，后下　杏仁二钱　象川贝各三钱

十七号改方去葛根加赤白苓各三钱、麻仁三钱、川连改三分。

苏官官　四月一日　四诊

面色不华，有黄涕，有时有血，项间有核，体气不壮实，头脑有热。

滁菊一钱半　归身三钱　钗斛三钱　钩尖三钱　细生地三钱　桑芽三钱　薄荷一钱，后下　万全丹十五小粒，吞服

崩漏

许右　三月十三日　初诊

月事淋沥不净，量多如崩，小腹不适，腰腿皆酸，

旧有肝病。现在是肾脏衰弱为病，症结在冲任不能摄血，速止，尚无大害。

制香附二钱，醋炒　鹿角霜一钱半　绵仲三钱，炒　逍遥丸一钱　炒黑荆芥八分　棕皮炭二钱　牛角䚡二钱，打碎酒炙　琥珀二分，研丸吞　艾叶八分　莲须一钱半　玉液金丹一粒，化服

许右　三月十五日　二诊

脉颇平，面色不正当，舌色不正当，有湿，肝肾不衡，胃亦受病，月事淋沥已止，崩可免。湿邪上行，亦不妥当。当从清化。

钩尖三钱　桑枝三钱　归身三钱　琥珀三分，研丸吞龙齿一钱半，煅　薄荷一钱　莲须一钱半　绵仲三钱，炒　枸杞三钱　醋炒制香附钱半

贫血

陈左　三月十四日　初诊

头眩心跳，为势甚剧。面色舌色隐黄，爪下亦无血色，据病历是肝胆之气上逆。其无血色，据云是向来如此，然则本来有瘅病，此即所谓贫血症。复经顿挫，虚弱之心房不能任受，所以悸动异常，此有危险，亟予安绥亢暴，冀得转危为安。

炒枣仁三钱　归身三钱　龙齿一钱半，煅　炙草六分
茯苓神各三钱　细生地三钱　钗斛三钱　滁菊一钱　麦冬三钱　生白芍一钱　钩尖三钱

陈左　三月十五日　二诊

心跳较好，仍眩，不能起，舌色不化燥，脉尚可，当再镇之。

茯苓神各三钱　炒枣仁三钱，研　炙草六分　煅龙齿三钱　钩尖三钱，后下　细生地三钱　归身三钱　江西子一钱，炒　春砂壳八分

十七号改方加炒车前三钱、秦艽一钱半、木瓜三钱、怀膝三钱、虎胫骨三钱炙、去尖枣仁、煅龙齿改一钱半。

副痘

缪小姐　三月十五日　初诊

壮热不咳，面赤，舌色不化热，手有红点，此是痘，据症情当是副痘，然来势不廉，宜慎食避风。

葛根一钱　防风一钱，炒　细生地三钱　归身三钱　秦艽一钱半　赤白苓各三钱　炙草六分

缪小姐　三月十七日　二诊

脉舌都好，手脚酸，有寒热，是尚有外邪未达，

红点亦嫌不透彻。

薄荷一钱，后下　枳实一钱　归身三钱　葛根一钱　楂炭三钱　炙草六分　竹茹一钱半　腹皮三钱

便秘

张左　三月十五日　初诊

唇干，舌质绛，大便结，皆热象。病从热化，吃姜当然不愈。脉气亦不甚宽，手凉，以热治热，热向里攻，故如此。痛是积。

制香附三钱　竹茹一钱半　秦艽一钱半　枳实一钱　楂炭三钱　草薢一钱半　木香一钱半　腹皮三钱　防风炒，八分　枳实导滞丸四分　馒头炭三钱

张左　三月十六日　二诊

脉虚，起落却甚清楚。大便不行，不当过分勉强，觉腰酸气急，是不可勉强攻下之证据。今日面色较好，精神恢复，大便当行。

绵仲三钱　菟丝子三钱　羌活四分　栀皮八分，姜炒　枸杞三钱　秦艽一钱半　钗斛三钱　归身三钱　橘白络各一钱　金匮肾气丸一钱半，入煎去渣服

十七号改方去金匮肾气丸、栀皮，加麻仁、郁李仁、柏子仁各三钱，醋炒升麻一分，归身改用油的。

肺病

三叔公　三月十五日　初诊

完全咳不出，背部微形寒，傍晚有微热，手掌亦热，面色不华，肺虚于内，寒束于外，病已匝月，此种不是寻常伤风，不可轻视，药后须严谨避风。

象川贝各三钱　炙草六分　炙款冬一钱　杏仁三钱　归身三钱　炙桑皮一钱　橘红一钱半　防风一钱，炒　鸬鹚咳丸二钱，入煎

三叔公　三月十七日　二诊

咳较爽，脉尚可，面色不华，下有热，先形寒，后发热，有似乎疟，其实不是疟，是肺虚。

炙紫菀一钱　杏仁三钱　常山四分　炙款冬一钱　钗斛三钱　归身一钱　象川贝各三钱　麦冬三钱　橘红络各三钱　细生地三钱　獭肝二分，研冲　秦艽一钱半　防风八分　太乙丹半分，研冲

温病

高宝宝　三月十六日　初诊

发热，咳嗽，迷睡，苔厚而白，尚未化热，是有

积在阳明之经。手腕握有力，虽有涕泪，再延则痉。

川连三分　枳实一钱　楂炭三钱　焦谷芽三钱　瓜蒌霜一钱半　竹茹一钱半　腹皮三钱　象川贝各三钱　杏仁三钱　炙草八分　归身三钱　赤白苓各三钱　葛根一钱

高宝宝　三月十七日　二诊

壮热，咳不出，目眵，舌苔厚白，躁烦，日轻夜重。此当出痧子，胃中有积，肺中有风，恐尚有五日以上病。

葛根一钱半　象川贝各三钱　枳实一钱　楂炭三钱　防风一钱，炒　杏仁三钱　竹茹一钱半　腹皮三钱　川连三分　淡芩一钱　焦谷芽三钱　炙草八分　归身三钱

高宝宝　三月十九日　三诊

手凉汗太多，热虽退，恐其再发。凡热病，漐漐汗出，则弛张作阵，现在热退，非真热退，衣被须与气候相得。大便行，甚好，里面无积，病热当减。

薄荷一钱，后下　牡蛎三钱　象川贝各三钱　竹茹一钱半　浮小麦五钱　杏仁三钱　枳实八分　川连二分　橘红一钱半　红枣两个，去核

吐血

萧右　三月十六日　初诊

面色形不足，鼻中人王部隐青色，秉赋太弱，平日

当见心跳、头眩、艰寐、经不调及神经过敏症。现在咳嗽是春寒外束，常吐血，则不能发表。据说以上诸症不见，然是肺肾病，肝无不病，大约稍迟即诸症蜂起。

炙紫菀一钱　橘红络各一钱　炒黑荆芥五分　杏仁三钱　茜根炭三钱　炙桑皮一钱半　象川贝各三钱　炙款冬一钱　归身三钱　绵仲三钱　菟丝子三钱　獭肝二分，研冲

萧右　三月十八日　二诊

唇干，舌尖绛，咳嗽夜甚，每晨吐血，昨予獭肝散。鼻中青色稍退，余恙不见瘥减，阴虚肝王，如见肝症，则益发难治。

炙紫菀一钱　象川贝各三钱　钗斛三钱　炙桑皮一钱　杏仁三钱　橘络一钱半　炙款冬一钱　麦冬三钱　茜根炭三钱　藕节五个

另，清咽太平丸一粒，含化

萧右　三月廿二日　三诊

是处形不足，疲倦是节气关系，脉平舌尖绛而干，是阴不足，脏气不能与天气相应，盛年有此，病情不廉，已不待言。

茅花一钱半　钩尖三钱，后下　钗斛三钱　桑枝三钱　滁菊一钱半　茜根炭三钱　丹皮五分　归身三钱　茯神三钱　麦冬三钱　杏仁三钱　川贝三钱　佛手一钱　赤芍一钱

萧右　三月廿五日　四诊

吐血,色脉都形不足,而傍晚形寒,咳嗽久不愈,掌热,颇具肺肾病条件。

炙紫菀一钱　炙款冬一钱　桑皮一钱半　川贝三钱　茜根炭三钱　地骨皮一钱半　麦冬三钱　杏仁三钱　常山三分　獭肝二分,研冲　细生地三钱　钗斛三钱　橘络一钱半

萧右　三月卅日　五诊

咳瘥减,形寒发热除,神气颇好,以色脉测之,病见机转,是前方能弥患无形,良佳。

炙紫菀一钱　杏仁三钱　归身三钱　钗斛三钱　川象贝各三钱　橘红络各一钱半　川楝肉八分,炒　獭肝二分,磨冲　麦冬三钱　细生地三钱　延胡五分,炒

泄泻

来喜　三月十六日　初诊

舌质绛,舌面干,面部血色不匀,爪下亦然,唇光皮紧,泄泻三四月,现在虽止,项有结核,耳有脓,是处均形不足。

钗斛三钱　杏仁三钱　山茨菇①一钱　归身三钱　象

---

① 山茨菇:即山慈菇。

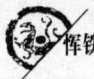

贝三钱　细生地三钱　炙款冬一钱　橘红一钱半　九味芦荟丸三分，入煎

　　来喜　三月十九日　二诊
　　脉滑而数，气急，面色红黄不匀，舌绛而剥，爪下无血色，先腹痛泄泻，予芦荟丸，泻减而虚症见增，当补。
　　归身三钱　细生地三钱　江西子一钱，炒　钗斛三钱　木香一钱半　山茨菇一钱　天麦冬各三钱　茯苓三钱　琥珀四分，研九吞　绵仲三钱，炒

产后病

　　冯右　三月十七日　初诊
　　面部肿，手脚亦肿，肺肾皆病。病得之产后，现在咳嗽，痰中夹血，头眩耳鸣，腹泻，舌根苔剥，胃肠亦有病，泻与血均当止之。此病非短时期可愈，将来须加紧调理，有可愈之希望。
　　茜根炭三钱　绵仲三钱，炒　归身三钱　炙桑皮一钱　侧柏炭一钱　菟丝子三钱　二神丸一钱半，入煎　天麦冬各三钱　钗斛三钱　小蓟炭一钱　藕节五个　细生地三钱　玉液金丹一粒，化服　炒荆芥四分

　　冯右　三月十九日　二诊
　　脉略虚，吐血多许，而无其他感觉，略是倒经，

倒经无妨，惟舌根苔剥，头眩耳鸣，面部手脚皆肿，此则内脏有病，且头绪较多，其症结不在吐血。

赤芍一钱半　川楝肉七分　绵仲三钱，炒　白薇一钱
归身三钱　延胡五分　菟丝子三钱　藕节五个　怀膝三钱
五灵脂三分，炒枯　制香附一钱半

烂喉痧

谢四少爷　三月十八日　初诊

喉痧五日，壮热不解，目赤，喉间白点不退，热有弛张，病情甚不廉，面色微暗，胸脘虽不闷，痧点仍未透彻，肤红，咳不爽，是痧子夹麻而出者，幸神志尚清楚。从速再事透达，更予外熨，明日当见轻减。

薄荷一钱，后下　杏仁三钱　炙姜蚕一钱半　赤白苓各
三钱　葛根一钱半　淡芩一钱　生石膏三钱　茅根三钱，去心
象川贝各三钱　炒牛蒡一钱半，研　炙甘草六分　梗通八分
无价散五厘，冲

再用芫荽外熨，每三点钟一次。

鼻渊

俞左　三月十九日　初诊

脉虚，面色黄暗，舌色不化燥，患鼻渊，初起流

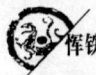

脓，现在清涕、有血，所以有此变化，当是药力。所以有此病，关系先天。

薄荷一钱，后下　赤芍一钱半　赤白苓各三钱　防风一钱，炒　萆薢一钱半　归身三钱　辛夷六分　二妙丸一钱，入煎　滁菊一钱半　枸杞三钱　徙薪丹二分，吞服

俞左　三月廿六日　二诊

脉颇调，神色亦比较正路，鼻渊已差，尚有浊涕，是病未净除，本当参补。

薄荷一钱，后下　萆薢一钱半　绵仲三钱，炒　归身三钱　防风一钱，炒　二妙丸一钱，入煎　枸杞三钱　细生地三钱　辛夷六分　赤芍一钱半　菟丝子三钱　滁菊一钱半　桑芽三钱　钩尖三钱，后下　万全丹一分，吞

咳嗽

丁官官　三月廿日　初诊

发热四日，有汗，舌尖光，苔厚，遍身骨楚，咳嗽完全不爽，病虽仅四日，肌肤见暵燥，外邪未达，阴分已虚，法当见白㾦，更须防其出痧疹，严谨避风忌口，可以渐愈。

白薇一钱　象川贝各三钱　炙草六分　薄荷一钱，后下　杏仁三钱　淡芩三钱　防风一钱，炒　橘红一钱半　炙苏子一钱　川连三分　腹皮三钱　楂炭三钱　茅根三钱，去心

葛根八分

丁官官　三月廿二日　二诊

病才七日，颇见虚象。咳嗽完全不爽，舌质绛，舌尖毛，苔不匀而液干，神气委顿，脉象亦虚。春寒袭肺，见如此虚象，则不能发汗，若不从汗解，则咳总不得爽，其发热是积。今日虽见大便，观其粪色，可以测知肠胃不和，是当两顾，至于调护方面，亦宜注意，不宜受凉，亦不宜近火。

象川贝各三钱　钗斛三钱　淡芩一钱　建曲一钱，炒　杏仁三钱　防风一钱　扁衣三钱　腹皮三钱　归身三钱　薄荷一钱　焦谷芽三钱　葛根一钱　鸬鹚咳丸一钱，入煎

丁官官　三月廿四日　三诊

肌肤暵干，手掌热，是阴虚而热。其表热则已解，咳嗽痰不爽，肺燥故也。

麦冬三钱　归身三钱　钗斛三钱　杏仁三钱　细生地三钱　茯苓三钱　象川贝各三钱　炙草六分　薄荷一钱，后下　橘络一钱半　瓜蒌霜一钱半

虚劳

汪左　三月二十日　初诊

脉细而涩，舌苔薄而剥，舌质无血色，气促，肌

肉尽削，据此症情，肺肾心胃皆虚。胃虚之甚，故呕。肺肾并病，故喘。脉涩舌无血色，故知心房亦虚。望八高年，衰弱太甚，极为可虑，肺胃均宜参补，则痰反活动，心脏虽弱，却不能强心。因进强心药，药力过后，则反不如前，所以不可用。

仙露半夏一钱　川贝三钱　五味子二分　杏仁三钱　蛤蚧尾六分，炙研冲　绵仲三钱　吉林正参八分，另煎　麦冬三钱　人参再造丸半粒，化服

汪左　三月二十二日　二诊

舌色较昨为佳，气急亦平，此为较好方面，脉左弦为涩，少胃气，右手更甚，此脉象较之前日实毫无进步。口常开，颧微肿，此为肾虚之症。衰弱已甚，以节候测之，半个月内，仍有危险。

绵仲三钱　吉林正参一钱　川贝三钱，剖去心　菟丝子三钱　仙露半夏一钱　麦冬三钱　枸杞三钱　杏仁三钱　五味子三分　二神丸一钱半，入煎　归身三钱　橘白络各一钱　金匮肾气丸一钱半，入煎

便血

符右　三月廿二日　初诊

面色黄，微浮，环唇隐青，舌色爪下都无血色，

便血多许，遂至于此。病情不很妥当，此后一步是肿，其先见者是气急而肿，便不可治，现在头汗，心肾皆虚，饮食不下，肝胃亦病，止血为先务，其余不及管帐。

四制香附一钱半，醋浸透炒炙干　大生地四钱　枸杞三钱　槐米三钱，姜炒　乌犀尖一分半，磨冲　川断一钱半　茯神三钱　归身三钱　钗斛三钱　龙骨一钱半，煅　牡蛎三钱　麦冬三钱

符右　三月廿四日　二诊

便血不止，苦舌糙液干，面色唇舌爪下都无血色，头眩耳鸣，胸中泛恶，兼见形寒，脉行责责然，此因虚，起代偿作用，亟补之。

炙芪一钱半　牛角腮三钱，打碎炙　炒槐米三钱，醋炒　升麻一分　鹿角霜一钱　归身三钱　棕皮炭三钱　大生地三钱　茯神三钱　生白芍一钱

白浊

蒋左　三月廿二日　初诊

无风象，患浊，从心肾治。

巴戟一钱，炒　龙骨三钱，煅　琥珀四分，研丸吞　补骨脂八分　炒莲须一钱半　楮实一钱　牡蛎三钱　赤白苓各三

钱　芡实三钱　枸杞三钱　蛤蜊壳六钱，生打　萆薢一钱半

苁蓉三钱

蒋左　三月廿五日　二诊

浊较差，舌色从热化，苦痰多。

赤白苓各三钱　泽泻一钱　莲须一钱半　橘红络各一钱，

炒　车前三钱　细生地四钱　萆薢三钱　琥珀四分，研丸

绵仲三钱，炒　治浊子午丸五钱，入煎

目疾

金左　三月廿二日　初诊

左目赤，右目有星，色脉尚平准，其寒热是悍药

所致，亦尚无大害。疏解不误，外邪除后，再事调理。

炒荆防各八分　草决明三钱　归身三钱　滁菊一钱半

夜明砂五分，炒枯　细生地三钱　钩尖三钱　桑芽三钱　橘

白络各一钱　胆草杵碎，泡汤，去渣，代水煎药

谨按： 此方中龙胆一味，最须注意。

受业孙永祚附识

金左　三月廿五日　二诊

药后他无所苦，左目翳障较大，病颇深，恐不免

失明，脉见虚象，血菀于上，当一面补虚，一面导之

下行。

滁菊一钱　枸杞三钱　防风一钱,炒　胆草二分,酒炒 草决明三钱　钗斛三钱　钩尖三钱　夜明砂一钱,炒焦枯 细生地五钱　石斛夜光丸一钱,入煎　眼科杞菊地黄丸三 钱,入煎

咳嗽

黄左　三月廿五日　初诊

色脉平正，舌苔黄厚，舌质绛，觉头眩，咳嗽多 清涕，有表邪，有积，积为重，无妨。

前胡一钱半　枳实一钱　腹皮三钱　象川贝各三钱　竹 茹一钱半　淡芩一钱　杏仁三钱　楂炭三钱　防风一钱,炒

黄左　三月廿八日　二诊

色脉都好，热亦清，惟尚咳，舌黄苔不化，有积 滞而兼湿化。以故四肢无力，从湿化，则组织恒偏于 弛缓一面也。

制小朴二分　枳实一钱　归身三钱　虎胫骨三钱,炙 二妙丸八分　防己四分　秦艽一钱半　象川贝各三钱　杏仁 三钱　橘红络各一钱

卅号改方加赤白苓各三钱、梗通八分、丝瓜络一钱半、 桑枝三钱。

崩漏

李右　三月廿七日　初诊

经淋沥三四月不净，量多如崩，脉甚细，血色未变，腰不酸，腹不加胀，多带，是非速止不可，且年事已高，血色变，即难治。

大生地五钱　牛角鰓三钱,打碎酒炙　琥珀五分,研丸吞　归身三钱　鹿角霜一钱半　莲须一钱半　棕皮炭三钱　绵仲三钱,炒　炒黑荆芥五分　醋炒制香附一钱半　炒子芩八分

李右　三月廿九日　二诊

脉气不宽，年事已高，而经行如崩，止之不止，大是难事，色脉并不化热是局部病，然虚甚。

细生地四钱　归身三钱　萸肉六分　炒槐米三钱　绵仲三钱,炒　川断三钱　棕皮炭五钱　菟丝子三钱　藕节炭五个　龟龄集二分,吞服

李右　三月三十一日　三诊

血仍不止，略少而已，色脉都无恙，是为血败，本是难治之候。前方不误，或药力未及彀，增之。

大生地五钱　川断三钱,炒　莲须一钱半　炒槐米四钱,姜炒　绵仲三钱,炒　萸肉炙,八分　醋炒升麻二分　菟丝

子三钱　五味子三分　天冬三钱　藕节五个，炙　炒荆芥四分　龟龄集二分，吞服

李右　四月一日　四诊

血崩渐止，大约去愈期不远。色脉无恙，腹不觉胀，虽未净尽，已见机转。

大生地五钱　川断三钱，炒　莲须一钱半　炒槐米四钱　绵仲三钱　萸肉八分，炙　牛角鳃三钱，打碎炙　菟丝子三钱　五味子三分　炒黑荆芥四分　升麻二分，醋炒　藕节五个　棕皮炭三钱　龟龄集二分，吞服

头痛

庄左　三月廿九日　初诊

遍身骨楚，头痛尤甚，并感麻木，此亦风湿，因气候关系，肝阳不潜，所以上行。色脉平正，毕竟不是大病，药之当愈。

天麻三钱　防风一钱，炒　虎骨三钱，炙　蒺藜三钱　桑枝一钱　归身三钱　独活一钱　木瓜三钱　胆草二分　小活络丹半粒

庄左　四月卅日　二诊

头痛，痛在后脑，觉胀，舌苔从热化，当略清之。

滁菊一钱半　防风一钱，炒　川连二分　钩尖三钱，后下
钗斛三钱　细辛半分　蔓荆子炒，八分　胆草二分，酒炒
归身三钱

感冒

翁右　三月卅日　初诊

面色隐黄，略枯，舌露底，苔不匀，夜间发热。
多带，是有伏湿。其发热是春寒外束，以故头痛
咽痛。

白薇一钱　薄荷一钱，后下　萆薢一钱半　蔓荆子一钱，
炒　炙姜蚕一钱半　桑枝三钱　防风一钱，炒　秦艽一钱半
川连三分

翁右　四月一日　二诊

虚甚，气血并虚，肾亏为甚，照例伸于彼则绌于
此。故气血不并虚，两者并虚，则气不支，外邪易入，
难治。

白薇一钱　阿胶一钱半，炖烊后下　牡蛎三钱　菟丝子
三钱　萆薢一钱半　秦艽一钱半　龙骨三钱，煅　琥珀五分，
研九吞　归身三钱　荆防各五分　炒绵仲三钱　茵陈一钱半

温病

季君　四月二日　初诊

发热腹痛汗多，本是春温。色脉均从热化，不宜鸦片，误服热而上逆，所以呕。旧有疝病，故痛在小腹，此不宜温。

白薇一钱　川连三分　仙半夏一钱　淡芩一钱　瓜蒌霜一钱半　秦艽一钱半　炙乳没各三分，去油　丝瓜络一钱半葛根一钱半　川楝肉六分，炒　细辛半分　制川乌二分　木香八分　小茴香六分，炒研

外治阳和膏一张加元寸五厘研，加猛桂心八厘。

谨按： 细辛为止痛而设。

受业孙永祚附识

第七期

白浊

黄左　四月二日　初诊

面色舌色均作赭石色，此系血分不清。浊当是旧病，下行尚无大害，上行则劣。

炒荆防各八分　萆薢一钱半　石苇一钱　白薇一钱　木通八分　莲须一钱半　猪苓三钱　草梢八分　萸肉六分，炙　琥珀四分，研丸吞　绵仲三钱，炒　万全丹一分，另吞　二妙丸一钱，入煎

黄左　四月四日　二诊

舌苔黄厚，其上罩黑霜，发热是荣气关系，因涉及血分，所以苔隐黑色。倘不再创脏气，则无妨。

炒黑荆防各八分　萆薢二钱　秦艽一钱半　赤猪苓各三钱　归身三钱　琥珀五分，研丸吞　生草梢一钱半　细生地三钱　绵仲三钱，炒　莲须一钱半　石苇一钱半　木通八分

五日改方去炒黑荆防加牡蛎三钱，生草梢减五分，加苁蓉三钱、菟丝子三钱。

188

呕血

王左　四月三日　初诊

呕血，色脉未变，虽频发，在理尚可愈。惟须得一百二十日静养。舌色隐黑是瘀，此血从肝络来，现在尚不是肺病。

细生地四钱　侧柏炭一钱　醋炒制香附一钱半　茜根炭三钱　小蓟炭一钱炒　黑荆芥四分　花蕊石三钱，煅研飞　茯神三钱　五胆药墨汁半酒盅冲　桑枝三钱　老三七二分，研冲　鲜童便半茶杯冲

王左　四月五日　二诊

昨日又呕血，现在左尺脉稍洪，此因肝虚而动肾气，止之不止，极为可虑。舌苔隐黑，血色紫，当是服止血药太多之故。前方甚中肯，因脏气上逆，故不应。可用热酒浸脚，再服，则血当止。

细生地三钱　侧柏炭一钱，炒　黑荆芥四分　茜根炭三钱　小蓟炭一钱　老三七三分　花蕊石三钱，煅研飞　地榆炭一钱半　五胆药墨汁半酒盅冲　鲜童便半茶杯冲

服药时用绍酒二斤，炖热浸脚，令肌肉发热为度。烫后，用生附子三钱、元寸一分同捣，分贴脚心，更用热水袋温之。

王左　四月六日　三诊

脉左大右小，此为脏气不病，舌色隐黑，是有瘀，淋巴与血不相协调，静脉与动脉又不相协调，此所以止之不止。恐与伤膏药有关，宜速除去。

细生地五钱　制香附三钱，醋炒　制附片六分　茜根炭三钱　老三七三分，研冲　地榆炭一钱半　侧柏炭一钱半　炒荆芥六分　桑枝三钱　五胆墨汁半酒盅冲　鲜童便半茶杯冲

药分两次服，早晚各一次，勿骤。

王左　四月九日　四诊

血止，但仍未净，脉较前为平，胁痛尚无妨，惟面色微浮，此层却甚要紧。

制附片八分　茜根炭三钱　桑枝三钱　大生地四钱　制香附三钱　小蓟炭一钱半　乌犀尖一分，磨冲　麦冬三钱　归身三钱　茯神三钱　五胆墨汁半酒盅　鲜童便半酒盅

王左　四月十一日　五诊

脉少，胃气起落不宽，舌色仍隐黑，血亦未全止，但面色净肿已除，此却是机转，有甚大关系，假使面浮不退，血虽止，亦无办法。

大生地四钱　茜根炭三钱　归身三钱　天麦冬各三钱　绵仲三钱，炒　茯神三钱　制附片八分　菟丝子三钱　乌犀尖八厘，磨冲　五胆墨汁半酒盅　藕节炭五个

呃逆

盛左　四月八日　初诊

左脉弦，病症是客气动膈，耳鸣，法当聋，何以有此，殊不明其故欲得病愈，不能勉强做事。

钩尖三钱　菟丝子三钱　怀山药三钱，炒　秦艽一钱半　制香附三钱　怀膝三钱　绵仲三钱　煅龙骨三钱　逍遥丸一钱，入煎　金匮肾气丸三钱，入煎

盛左　四月十日　二诊

耳鸣止，气上冲较前稍好，但仍发作。脉彻底清楚，病由操劳来，当补肾。亦微有湿邪在上。

钩尖三钱，后下　生石决三钱　制香附三钱　枸杞三钱　滁菊一钱半　龙骨三钱，煅　绵仲三钱，炒　赤白苓各三钱　怀膝三钱　逍遥丸一钱半，入煎　菟丝子三钱　草薢一钱半　金匮肾气丸三钱，入煎　万全丹半分，吞服

盛左　四月十四日　三诊

色脉都好，病除十之九。现在腹部尚有气窜动，稍稍觉闷，是可用药调治。以后但能啖饭，便佳。

制香附三钱　潞党参三钱　枸杞三钱　木香一钱半　绵仲三钱，炒　江西子一钱，炒　姜半夏一钱半　菟丝子三

钱　枳实—钱

盛左　四月廿九日　四诊

色脉都尚平正，脉略虚，舌色颇好，气上逆，遍身发冷，衡量症象，当是劳复。

炒荆防各八分　煅龙齿三钱　赤白苓各三钱　茯神三钱归身三钱　逍遥丸一钱半，入煎　怀膝三钱　制香附三钱　炙草六分　秦艽一钱半　怀药三钱　金匮肾气丸一钱半，入煎

乳核

鲍右　四月十一日　初诊

脉左大右小，右手无胃气，舌色从热化。患左乳结核已年余，此须速治。积久且成乳岩，即非割不可，割则危险。

制香附三钱　细生地三钱　绵仲三钱　炙乳没各三分，去油　川连三分　天冬三钱　川楝肉八分，炒　归身三钱钗斛三钱　丙种宝月丹二小粒，吞服

另先用六神丸十粒，研，油醋调涂。外用金黄如意散蜜糖厚敷。外盖油纸。

鲍右　四月十四日　二诊

药后无甚出入，脉颇躁疾，舌色热化，眠时自觉

内热，前方当再加消炎品，病程甚远，非旦夕可以取效。

天麦冬各三钱　玉烛一钱　绵仲三钱，炒　大生地四钱　归身三钱　菟丝子三钱　钗斛三钱　制香附三钱　山茨菇一钱　丙种宝月丹二小粒，吞服

鲍右　四月廿日　三诊

色脉尚好，舌苔不能匀，患盗汗，左乳有结核。此其病在肾腺，病源则从肝经来，乃肝王肾亏之候，照例无速效。

制香附三钱　煅龙齿三钱　归身三钱　钗斛三钱　牡蛎三钱　绵仲三钱　天麦冬各三钱　逍遥丸一钱半　菟丝子三钱　浮小麦五钱　山茨菇一钱半　大生地三钱

鲍右　四月廿八日　四诊

心房有病，其脉躁疾，法当心跳，头眩而手脚软。乳核是肝病，胁下为肝之部位，法当经不调而呕。现在近干呕，是胃中寒，以故口味淡。

吴萸六分　逍遥丸一钱，入煎　赤芍一钱半　秦艽一钱半　茯神三钱　山慈姑一钱　怀膝三钱　青皮一钱　制香附三钱　归身三钱　绵仲三钱，炒

鲍右　四月三十日　五诊

舌色脉象都好。现在经行感腹痛，仍干恶兼见头

眩，当是内热之故。其乳核当需以时日，难求速效。

佐金丸_{三分，入煎}　山茨菇_{一钱半}　菟丝子_{三钱}　逍遥丸_{一钱}　归身_{三钱}　枸杞_{三钱}　茯苓神_{各三钱}　绵仲_{三钱，炒}　炒荆芥_{五分}　制香附_{三钱}　滁菊_{三钱}

咳嗽

钱左　四月十四日　初诊

脉洪数，舌苔松浮，咳嗽痰稠，自汗盗汗，气促，面色不华为肾亏。病属由肾传肺者难治。

钗石斛_{三钱}　杏仁_{三钱}　制香附_{三钱}　天麦冬_{各三钱}　橘红络_{二钱}　茯苓神_{各三钱}　象川贝_{各三钱}　五味子_{四分}　旋覆花_{一钱，包}　薄荷_{后下，一钱}　煅龙骨_{三钱}　牡蛎_{三钱}　细辛_{一分}

钱左　四月十六日　二诊

脉弦坚而无胃气，咳嗽痰多，咯痰如肥皂水，此从气泡络出，兼见自汗盗汗，则其病为损。

炙紫菀_{一钱}　川象贝_{各三钱}　蛤蚧尾_{三分，炙研冲}　炙款冬_{一钱}　炙桑皮_{一钱半}　炒乌药_{八分}　天麦冬_{各三钱}　杏仁_{三钱}　獭肝_{二分，研冲}　浮小麦_{五钱}　牡蛎_{三钱}　金匮肾气丸_{入煎，三钱}

钱左　四月十九日　三诊

咳嗽沫痰，自汗盗汗，都见减少，气急亦较差，脉起落清楚，惟太数，舌从热化，自觉喉间热，艰于成寐，是阴虚而热损症。脏器感觉最敏，有如天秤，小有损益，便见欹侧，前方肾气丸可商。

炙紫菀一钱　浮小麦五钱　象川贝各三钱　牡蛎三钱　炙款冬一钱　杏仁三钱　蛤蚧尾炙研吞，六分　归身三钱　天麦冬各三钱　桑皮三钱　獭肝二分，研吞　钗斛三钱　绵仲三钱　菟丝子三钱　苁蓉三钱　橘红络各一钱半

钱左　四月廿二日　四诊

脉起落清楚，惟虚甚，自觉无神气，常瞌睡，其虚在肾。舌色从热化，当是上热下寒。

归身三钱　枸杞三钱　牡蛎三钱　绵仲三钱　川楝肉八分，炙　浮小麦五钱　菟丝子三钱　钗斛三钱　龟龄集三分，吞服

泄泻

鲍宝宝　四月十五日　初诊

泄泻完谷，唇红舌苔结，却不发热，此病在太阴，阅时已两候，病属寒，而上焦已从燥化。

扁衣三钱，炒　姜半夏一钱半　腹皮三钱　建曲一钱，

炒　枳实一钱　归身三钱　茯苓三钱　竹茹一钱半　二神丸一钱，入煎

鲍宝宝　四月十五日晚　二诊

泄泻不止，继以呕吐，粪如痰，后重，却囟陷，舌干额冷，据说前此是完谷，现在却是痢，此病有大险。

制附片一钱　吴萸二分　油当归三钱　白头翁三钱，酒洗　薤白一钱　木香一钱半　川连炭二分　柴胡四分　辟瘟丹半分，炒冲

鲍宝宝　四月十七日　三诊

颜额已不冷，泻止，后重减少，神气甚好。是已出险，现在手尚冷，口中有烂斑，大便胶黏，宜平剂调理。

归身三钱　木香一钱半　焦谷芽三钱　白头翁三钱赤白苓各三钱　楂炭三钱　焦白术一钱　腹皮三钱

鲍宝宝　四月廿日　四诊

痢次数减少，但尚有四五次，口中碎，人王部微隐青，微见暵热，病久正气已虚。

川连炭三分，姜炒　油当归一钱半　煨葛根一钱　钗斛三钱　杏仁三钱　木香一钱半　竹茹一钱半　白头翁三钱，酒洗　枳实一钱　焦谷芽三钱　象川贝各三钱

另用辟瘟丹一粒，研碎置脐上。外盖清凉膏。

肺胀

虞二小姐　四月十六日　初诊

规矩权衡不合，面色亦不正当，常患咳，气管中有痰，舌润，此种是风邪未净，补之太早所致。其肺胀大，胸背皆隆起，且血色素有变化，虽无生命之险，却不易治疗。

炒乌药八分　杏仁三钱　干姜炭二分　制香附三钱　川象贝各三钱　五味子四分　茯神二钱　橘红络各一钱　细辛八厘　归身三钱　牡蛎三钱　浮小麦五钱

谨按：气管中有痰不得出者，必须干姜五味细辛乃出，陈修园用之伤风咳嗽初起者，嫌其病轻药重。

虞二小姐　四月十九日　二诊

色脉较好，毕竟慢性病为日浅，则无甚出入，其肺胀以渐调理，当能复元。

炙紫菀一钱　杏仁三钱　麦冬三钱　象川贝各三钱　归身三钱　枇杷叶三钱去毛　橘红络各一钱　炙草八分　牡蛎三钱

虞二小姐　四月廿二日　三诊

肺胀较减，面色尚未转，亦仍咳易汗，舌苔松浮是虚象，但现在不可补如其进补，肺必再胀，俟咳全除后补之，可以不再发。

炙紫菀一钱　竹茹一钱半　杏仁三钱　归身三钱　炙款冬一钱　焦谷芽三钱　牡蛎三钱　炙草六分　枳实一钱　象川贝各三钱　浮小麦五分　赖橘红四分

虞二小姐　四月廿六日　四诊

脉象不算坏，舌色已转好，面色甚劣，规矩权衡不合，病暂去其小半，尚须以渐调理。

熟地三钱　杏仁三钱　归身三钱　炙紫菀一钱　象川贝各三钱　牡蛎三钱　炙款冬一钱　麦冬三钱　赖橘红五分　炙草六分

虞二小姐　四月三十日　五诊

神色呼吸血色均较前为佳，规矩权衡亦复合度。病机已转，嗣后只须于摄养方面注意，其肺中所蕴外邪已经清楚，拟玉屏风散主之。

炒防风八分　川贝三钱　归身三钱　麦冬三钱　炙黄芪一钱半　杏仁三钱　茯苓三钱　炙款冬一钱　橘红一钱半

白崩

章右　四月十七日　初诊

小腹剧痛，带下白色，如崩，亦有黄时，瘠甚，神色形不足，见自汗盗汗，病属虚损。虚在肾，掌热而干，是将作骨蒸，肌肉当削。如其咳而喘，则不能持久矣。

延胡八分，炒　菟丝子三钱　琥珀四分，研丸吞　钗斛三钱　川楝肉八分，炒　萸肉四分　萆薢一钱半　莲须一钱半　绵仲三钱　五味子三分　归身三钱　炙乳香四分，去油　木香一钱半　制香附三钱

另用阳和膏贴小腹，加猺桂心半分，研末，元寸三厘，研细。

章右　四月十九日　二诊

脉甚细，起落不宽，呼吸略促，下沫如痢后重，小腹痛，自汗盗汗，其白崩则已减少，面色稍亮，二三日内，其病当差。惟大虚仓猝不能复元。

油当归三钱　绵仲三钱，炒　川连三分，姜炒　白头翁三钱，酒洗　萆薢一钱半　炒黄柏三分　钗斛三钱　木香一钱半，煨　制香附三钱　莲须一钱半　乳香三分，炙，压去油　炒白芍一钱半　牡蛎三钱　浮小麦三钱

廿一日改方除黄柏。

章右　四月廿二日　三诊

汗多脚冷，脉软缓，起落不宽，经行色鲜，量多，小腹微胀，此不为正当。虑其崩，以前种种不适，则均已瘥除，补之。

归身三钱　绵仲三钱，炒　川断一钱半　艾叶六分　制香附三钱　菟丝子三钱　牡蛎三钱　茯神三钱　枸杞三钱　浮小麦五钱　大生地四钱　橘红络各一钱　陈阿胶一钱半，蛤粉炒，后下

积聚

康左　四月廿日　初诊

脉颇好，舌色亦尚好，面色焦黄，腹中有块，不能饱食，饱则胀，呕绿水，病已五六年，当以治胃为先务。能吃不呕，然后更议其他。

制小朴二分，姜炒　人参须一钱，另煎　姜半夏一钱　青陈皮各八分　制香附三钱　钗斛三钱　关虎肚一钱半，炒香　茯苓神各三钱　焦谷芽三钱

康左　四月廿四日　二诊

胁下有块，呕绿水，止之不止。此病在胃，其源在肝，改从少阳治。

柴胡八分　川连三分　橘白络一钱　枳实一钱　制小朴三分　淡芩一钱　竹茹一钱半　姜半夏一钱半　人参须七分，另煎　生姜一小片

康左　四月廿六日　三诊

得小柴胡呕略止，进食仍胀。舌色脉象都好，腿

酸当是虚，因不能进食，故虚。

柴胡一钱　青陈皮一钱　归身三钱　枳实一钱　姜半夏一钱半　制小朴三分，姜炒　制香附三钱　川连三分　关虎肚一钱，炒

谨按：关虎肚乃是治胃神经之药，陈莲舫方常用关虎肚、戍腹米，却未知其认识如何。

受业孙永祚附识

痢疾

王宝宝　四月廿四日　初诊

先咳嗽有血，旋发热六日不退，口唇焦，面形苦，舌边光，舌面润，滞下红冻，次数频。其内脏已伤，表里病均未除，是有危险。

煨葛根一钱，炒　扁衣三钱　白头翁三钱，酒洗　木香一钱半　薄荷一钱，后下　炒建曲一钱　油当归三钱　川连炭三分　竹茹一钱半　枳实一钱

王宝宝　四月廿五日　二诊

唇干舌绛，神气委顿，肌肤暵干，下痢，里急后重，次数频表，热不高，是痢疾之重者。

油当归三钱　钗斛三钱　木香一钱半　白头翁三钱，酒

洗　枳实一钱半　川贝三钱　川连炭三分　竹茹一钱半　杏仁三钱　瓜蒌霜一钱半

王宝宝　四月廿六日　三诊

色脉形都不足，舌边光，苔结，下痢后重依然，攻之则嫌其虚，不攻则痢不得止，亦难治之候。

煨葛根一钱　川连三分，姜炒　木香一钱半　油当归三钱　钗斛三钱　川芎四分　白头翁三钱，酒洗　细生地三钱　枳实导滞丸四分，入煎

王宝宝　四月廿八日　四诊

神气较好，脉亦平正，痢次数减少，但未净除，且舌色绛燥毛刺，其阴分已伤，不能再事攻下。幸不发热可以参补。慎勿受凉。

钗斛三钱　川连炭三分　杏仁三钱　西洋参一钱半，另煎　油当归三钱　象川贝各三钱　木香一钱半　白头翁三钱，酒洗　茯苓三钱　枳实导滞丸四分，入煎

脑炎

章官官　四月廿七日　初诊

神色昏迷，面色晦滞，目歧目光无神，项反折，咬牙，病已入大脑。呼吸急促，是肺亦病。曾经抽脊

髓，打强心针，而现状如此，是已由急性转入慢性，恐难挽救。

薄荷一钱　秦艽一钱半　归身三钱　钩尖三钱　天麻三钱　细生地四钱　蝎尾二分，炙研冲　独活一钱　犀角尖一分半，冲　辟瘟丹一分，研极细冲服

章官官　四月廿七日下午　二诊

药后略见机转，头仍后仰，呼吸粗而短，汗黏，牙关仍劲强，凡此皆属未除之险象。手足温，头热，目光正路，顾盼较敏活，脉缓滑有序，凡此皆属佳象。此种大脑症往往见机转之后，翌日仍见败象，故现在虽好，不宜乐观，舌色脉象，均不能用温药。是一难事。

象贝四钱　独活一钱　川连三分　薄荷一钱半，后下　杏仁四钱　胆草四分，酒炒　细生地五钱　秦艽二钱　钩尖四钱，后下　乌犀尖三分，磨冲分六次　天麻三钱　蝎尾四分，去毒，炙研冲　钗石斛三钱　辟瘟丹二粒，研极细分六次冲

此药分六次服，每次隔二点钟，多至三点钟，大约十五个钟点吃完。犀角、蝎尾、辟瘟丹均分六次冲。

章官官　四月廿八日　三诊

头仍后仰，神气较清楚，而委顿殊甚，呼吸及胸而还，出入若窒，大便不行，舌色不化燥，虚甚，不能攻，都是吃紧关头，深虑其尚有变端。

乌犀尖一分半，磨冲　麻仁三钱　蝎尾一钱半，炙研冲
归身三钱　枳实一钱　柏子仁三钱　秦艽一钱半　郁李仁三
钱　细生地三钱　独活一钱　辟瘟丹一分，研极细冲

　　章官官　四月廿九日　四诊
　　神色脉象都好，惟头仍后仰，舌边光，咳剧，大
便不行，咳为病毒出路，大便非通不可，然须防其陷。
　　象川贝各三钱　竹茹一钱半　蝎尾二分，炙研冲　杏仁
三钱　瓜蒌三钱　虎骨三钱，炙　枳实一钱　独活一钱　归
身三钱　枳实导滞丸一钱，入煎　辟瘟丹半分，研极细分次冲
服，药亦分二次，每次隔五点钟

　　章官官　四月三十日　五诊
　　头仍后仰，其余都好，大便行，得寐，要吃，均
属显然机转，惟不易消化之物不可吃。胃神经与脊髓
神经为一个系统，胃中有积，则脊髓炎益发难治。
　　薄荷一钱，后下　蝎尾一分，炙研冲　钗斛三钱　细生
地三钱　钩尖三钱，后下　独活一钱　赤白芍各三钱　胆草
二分　归身三钱　秦艽一钱半　辟瘟丹一粒四分之一，化服研
极细
　　章官官　四月三十日下午
　　病情骤变，头向一侧倾，本是脊髓膜炎，现在却
是风缓，咳嗽时气急鼻扇，是兼有支气管炎症。不测
在旦夕之间，勉方以尽人事。此病忌受热路远汽车震

动，亦是重要原因。

细辛一分　川贝三钱　独活一钱　五味子四分　防风一钱　胆星四分　胆草三分　虎胫骨三钱，炙　杏仁三钱　川椒三分，去目炒　天麻三钱　蝎尾二分，炙研入煎

另，乌犀尖二分，磨　蝎尾二分，炙　蜈蚣一节，炙去足　胆草四分　元寸五厘　冰片三厘

上药分别研末（去粗）再合研，令极细。每服一方分容积，药末用煎药过服。药后如得瘹，勿惊动。

章官官　五月一日　七诊

头颈已不向左倾，惟仍后仰。现在头颈后仰，不是重要之点，吃紧处在目下视，黑珠向下。如此则脑中灰白质当肿胀，第二吃紧处是气急，皆属万分难治之候，老实说，无多把握。现在不是风寒为病，当略补，以顾正气。

西洋参一钱半，另煎　杏仁三钱　钗斛三钱　天麻三钱　川椒三分，去目炒　北沙参一钱　橘红一钱半　胆草三分　虎胫骨三钱，炙　归身四钱　麦冬三钱，剖　川贝三钱　蝎尾二分，炙研冲　炙姜蚕一钱半　防风一钱，炒　秦艽一钱半　至宝丹一粒，分两次冲服，研极细

章官官　五月二日　八诊

头颈已不强，亦不气急，目珠不向下，神气好，能说话，大便行，都好。有此成效，出乎意料之外。

是有命焉。现在只须平剂调理。

钗斛三钱　虎胫骨三钱，炙　象川贝各三钱　麦冬三钱
秦艽一钱半　茯苓神各三钱　归身三钱　杏仁三钱　焦谷芽
三钱　辟瘟丹一粒四分之一，化服

章官官　五月四日　九诊

神气脉象尚好，肌肤暵干，无涕泪，舌苔光，咳
不爽，危险虽过，尚有余波，其阴分已虚。

钗斛三钱　归身三钱　象川贝各三钱　钩尖三钱，后下
麦冬三钱　细生地三钱　杏仁三钱　橘络一钱半　茯神三钱
生石决三钱，打　炙款冬一钱　焦谷芽三钱

风病

莫右　五月一日　初诊

脉至数不清楚，面左眼跳动略无停息，时腹胀，
便约，带下如注。胀是代偿，属虚胀，肝肾皆病，血
行不得通，故筋惕肉瞤，其带是白崩。

归身三钱　秦艽一钱半　佛手一钱半　绵仲三钱，炒
钗斛三钱　橘红络各一钱　菟丝子三钱　麦冬三钱

莫右　五月二日　二诊

昨日本非治风之药，乃服后得效，此真心理作用，

不足为训。大便不畅，可以攻下，但决非寻常攻药，拟耆婆丸导之。须吃净素避风。

天麻三钱　秦艽一钱半　菟丝子三钱　人参须一钱半，另煎　独活一钱　钗斛三钱　蝎尾一分，炙研冲　归身三钱　绵仲三钱，炒　天麦冬各三钱

先服丸药一粒，须于带饿时用开水吞下。服丸药后两点钟，方可服此药。

莫右　五月三日　三诊

眼皮跳动略好。脉颇乱，两至并一至。心房有病，将来当水肿。现在无问题，衡量色脉当补，二日后，方可再攻。

江西子一钱，炒　归身三钱　菟丝子三钱　独活一钱　秦艽一钱半　茯神三钱　蝎尾一分，炙研冲　绵仲三钱，炒　制香附三钱　木香一钱半

谨按：服耆婆丸法，当用补药间之，最宜注意。

受业孙永祚附识

莫右　五月十六日　四诊

舌苔黄厚内热颇盛，头痛腹胀略好，跳动虽略减，减不足言。

鲜生地五钱　杏仁三钱　天麻三钱　钗斛三钱　瓜蒌霜一钱半　独活一钱　天麦冬各三钱　蝎尾二分　虎胫骨三

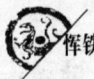

钱，炙 　琥珀四分，研丸吞 　回天丸半粒，自加药化服

莫右　五月十九日　五诊

慢性风病，遍身热化。苔黄，口苦，眩而耳聋，虚甚而兼神经钝麻，难治。但亦无大害。

瓜蒌霜一钱半　钓斛三钱　独活一钱　绵仲三钱，炒
仙半夏一钱半　天麻三钱　蝎尾二分，炙研冲　莲须一钱半
川连三分　虎胫骨四分，炙　琥珀四分，研丸吞　归身三钱
知母一钱　天冬三钱　制香附三钱　回天丸半粒

莫右　五月廿五日　六诊

风症见差减，经年余不行，举动常小觉不仁，当补血。

归身三钱　滁菊一钱　细生地三钱　菟丝子三钱　天
麻三钱　桑枝三钱　钓斛三钱　枸杞三钱　虎骨三钱，炙
钩尖三钱　绵仲三钱　琥珀四分，研丸吞　制香附三钱　西
洋参一钱半，另煎　回天丸一粒，化服

风病

张右　五月七日　初诊

脉缓软，舌苔露底，寐不酣，四肢痉挛，背脊髓神经紧张，心宕，此皆血不足。可以养营。

208

炒潞党钱半　枸杞三钱　归身三钱　钗石斛三钱　羌独活各一钱　蒺藜三钱　天麦冬各四钱　天麻三钱　蝎尾二分，炙研冲　细生地四钱　炙虎骨三钱　茯苓神各三钱　枣仁三钱

张右　五月九日　二诊

遍身瞤动已四个月，舌色鲜明，心悸艰寐，血少，神经失养，因而成风病，属慢性虚症。年事亦高，难得速效。

耆婆丸一小粒，自加吞服　乌犀尖一分，磨冲　炒枣仁三钱　钗斛三钱　天麻三钱　珍珠母二钱　煅龙骨二钱　麦冬三钱　蒺藜三钱　细生地三钱　朱茯神三钱　归身三钱　独活八分

张右　五月十日　三诊

据说遍身瞤动依然，诊脉时则不见其动，当是阵发适值其间歇之时。然有间歇时即好。脉舌都较前日为佳，舌色已不鲜明，大便行后，当更见佳象。

乌犀尖一分，磨冲　煅龙骨三钱　钗斛三钱　细生地四钱　薄荷一钱，后下　虎骨三钱，炙　归身三钱　人参须一钱　胆草二分，酒炒　天麻三钱　茯神三钱　独活一钱　耆婆丸一小粒，吞服

张右　五月十一日　四诊

已得大便，色脉都正路，肌肉瞤动未除，此本非

旦夕间事，须以时日，当有好消息。

虎胫骨三钱，炙　茯神三钱　逍遥丸一钱半，入煎　细生地五钱　制香附三钱　煅龙骨三钱　独活一钱　枣仁三钱　归身三钱　天麻三钱　秦艽一钱半　防风一钱，炒　钗斛三钱

张右　五月十三日　五诊

头重且眩，口苦，经络抽搐不已，属慢性，恐难除，既无所苦，但能阻止其进行。即属最健全治法。

鲜生地四钱　独活一钱　归身三钱　蒺藜三钱　钗斛三钱　蚤休二分　虎骨三钱，炙　生石决三钱打　川连三分　防风一钱，炒　知母一钱　钩尖三钱，后下

张右　五月十五日　六诊

背脊抽搐不止，自汗盗汗，胸脘不适，脉气亦不宽。衣被太多，不免受热，其抽动是风，风无危险，自汗盗汗有危险。

生白芍一钱半　茯神三钱　糯稻根须一钱半　牡蛎三钱　枣仁三钱　归身三钱　龙骨三钱　浮小麦五钱　辟瘟丹半粒，化服　五味子三分

张右　五月十六日　七诊

背脊抽搐不止，汗略少，仍不能除，觉头眩病在心，当从小肠泻之。

川芎四分　茯神三钱　细生地三钱　独活八分　龙骨
二钱，煅　枣仁三钱，炒　木通一钱　生白芍钱半　牡蛎三钱
五味子三分　赤白苓各三钱　归身三钱　浮小麦五钱　天
麦冬各三钱　虎骨三钱，炙

虫积

钱宝宝　正月九日　初诊

虫是蚘，痒因虫。所以有虫，因积食物太多，消
化力不及觳。舌苔厚而结，是食积证据。食多且杂，
为生虫原因。腹硬是疳积初步，宜屏除一切硬物，否
则病不愈，药亦不灵。

枳实一钱　腹皮三钱　葛根一钱　竹茹钱半　杏仁三钱
川连三分　楂炭三钱　木香钱半　九味芦荟丸六分，入煎

钱宝宝　五月十二日　二诊

腹痛，痛时唇色发白，手常自挦鼻，照例是虫，
但此外虫之证据不显，宜先与轻剂。

木香钱半　归身三钱　楂炭三钱　建曲一钱，炒　使君
子七粒，去壳炒入煎　腹皮三钱　焦谷芽三钱　茯苓三钱

钱宝宝　五月十三日　三诊

热已退，汗多当止之。蚘虫须三数日方下。面黄

肌瘦，须二十日方变好。肌表不固，容易感冒，不可多衣，亦不得受凉。

牡蛎三钱　炙草六分　焦谷芽三钱　浮小麦五钱　焦白术一钱　茵陈五分　归身三钱　茯苓三钱

杂病

冯右　五月十一日　初诊

脉气全不宽，胸腹皆痛，舌尖微剥，面色微隐青，病已十余日。泛恶，胁下痛为甚。

柴胡五分　制香附三钱　木香一钱半　枳实一钱　乳没药各三分，压去油　归身三钱　竹茹一钱半　青皮一钱　川连三分

冯右　五月十二日　二诊

舌质绛，苔花，月经淋沥不净，胃呆不思食，不成寐，有寒热，有汗，渴不引饮，并咳嗽，虚体冒邪，兼有湿气。

白薇一钱　瓜蒌霜一钱半　绵仲三钱，炒　青蒿一钱　姜半夏一钱　杏仁三钱　川连三分　归身三钱　牡蛎三钱　川贝三钱　钗斛三钱

冯右　五月十四日　三诊

寒热除，经亦净，尚微咳，舌根苔剥，从前患失

眠，胃口迄不见好，此因内脏神经有病之故，却非旦夕间能愈。

绵仲三钱，炒　归身三钱　钗斛三钱　菟丝子三钱　制香附三钱　橘络一钱半　枸杞三钱　茯神三钱　熟地三钱，砂仁拌

冯右　五月十七日　四诊

色脉平正，自言精神较前为爽慧，手脚胀不能握，舌根苔剥，亦未恢复，此外无他。

钗斛三钱　菟丝子三钱　琥珀四分，研丸吞　制香附三钱　西洋参二钱，另煎　枸杞三钱　天麦冬各三钱　生熟地各三钱　绵仲三钱　莲须一钱半　桑枝三钱　砂仁八分，研后下　佛手一钱半　川连三分　瓜蒌霜一钱半

冯右　五月廿四日　五诊

昨日有虚热，今日脉软，是为安详之脉，面色亦平正，惟舌苔剥，仓猝不得恢复，此是慢性胃病，以故胃纳不香。

钗斛三钱　制香附三钱　绵仲三钱，炒　生熟地各三钱　茯神三钱　菟丝子三钱　砂仁八分，研后下　枸杞三钱　佛手一钱半　关虎肚八分，炒　川贝三钱

冯右　五月廿九日　六诊

脉有胃气，神色尚好，胃口不好，咳嗽痰多未除，

舌根剥，不能用香燥药，故寻常开胃之品，都不适用，经行腹痛，可略温之。

钗斛三钱　绵仲三钱，炒　枸杞三钱　制香附三钱　熟地三钱　菟丝子三钱　川断三钱　西洋参一钱半，另煎　金匮肾气丸三钱，入煎　丙种宝月丹二小粒，吞服

湿疮

邬官官　五月十三日　初诊

面肿，舌根苔厚，脚有湿气，当是肠有积，脾胃不相协调，故肿。

川连三分　瓜蒌霜一钱　木通八分　枳实一钱　二妙丸一钱，入煎　槟榔四分　姜半夏一钱　赤白苓各三钱　归身三钱

邬官官　五月十五日　二诊

神气较爽慧，肿亦略退，脉舌正路，病机已转，湿疮是内邪外达，多乃益佳。

枳实一钱　腹皮三钱　赤白苓各三钱　竹茹一钱半　归身三钱　秦艽一钱半　焦麦芽三钱　二妙丸一钱，入煎　橘叶一钱半

邬官官　五月十七日　三诊

脉舌均正路，湿疮愈发愈多，里面却甚清楚，本

说疮多乃佳，里面清楚，其疮无来源，不久即自愈，千万勿外治。

枳实一钱　木通一钱　炙姜蚕一钱半　豨莶草一钱半，蒸晒　竹茹一钱半　二妙丸一钱半　焦麦芽三钱　细生地三钱　赤白苓各三钱　归身三钱　腹皮三钱

邬官官　五月廿日　四诊

湿疮灌脓，较前更多，手痛，脉则甚好，候其色泽，尚有些微余湿，再发出少许，其病当愈。

防己四分　木通八分　归身三钱　茵陈一钱　细生地三钱　生苡仁三钱　二妙丸一钱半　赤豆一两，泡汤代水　麦芽三钱

第八期

恽铁樵　著

黄疸

李左　五月十三日　初诊

面色焦黄，舌苔厚且结，脉好，呼吸略促，吐血不停止，体育竞争，脾胃均受伤，气管亦必有伤，病属瘅，其血中成分不平衡，故见此面色，照例不能再读书。

槟榔四分　焦谷芽三钱　茜根炭三钱　赤白苓各三钱
枳实一钱　茵陈一钱半　杏仁三钱　川贝三钱　归身三钱
大温中丸八分入煎

谨按：此乃伤力发黄，与胆汁入血发黄者有别说，详《金匮翼》按。

受业孙永祚附识

李左　五月十五日　二诊

面色略为正路，自己亦觉稍好，舌苔厚而燥，中间一块润，是有湿有冷，汗当止之。

216

茵陈一钱半　归身三钱　茜根炭一钱半　防己四分　牡蛎三钱　焦谷芽三钱　赤白苓各三钱　茯神三钱　薏仁四钱大温中丸四分, 入煎

李左　五月十八日　三诊
病除其半，湿已化，面色未转，肠中有积，胃气不降，故头眩。
茵陈一钱半　楂炭三钱　赤白苓各三钱　炙草六分　枳实一钱　腹皮三钱　杏仁三钱　麦冬三钱　竹茹一钱半　焦谷芽三钱　归身三钱

李左　五月廿四日　四诊
脉甚好，舌苔亦尚平正，面色焦黄，较前为差减，眠食俱佳，血亦不吐，是病除，然原气未复，静摄，否则劳复，劳复便不能治。
归身三钱　川贝三钱　杏仁三钱　赤白苓各三钱　细生地三钱　北沙参一钱　橘红一钱半　绵仲三钱, 炒　赤豆二两, 泡汤代水　大温中丸四分, 入煎

痢疾

乐右　五月十四日　初诊
脉滑而散，面色阴黄，此是贫血症。心房病其面

部已发肿，照例不能持久，其痢疾为另一件事，现在先予治痢。

油当归三钱　木香一钱半　枳实一钱　白头翁三钱,酒洗　腹皮三钱,炒　白芍一钱半　川连三分　楂炭三钱　枳实导滞丸四分,入煎

乐右　五月十五日　二诊

脉转数，殊躁疾，下痢红冻，不腹痛，面色晦而浮，据此脉象，有大危险，舌色糙而剥，亟补之。

西洋参一钱　白头翁三钱,酒洗　油当归三钱　钗斛三钱　川连炭二分　木香一钱半　细生地三钱　牡蛎三钱

乐右　五月十六日　三诊

脉象神气较前为佳，左脉尚数，舌尖亦尚剥，病机已转，但尚未除，旧有本原病，不能慎摄，总不妥当。

钗斛三钱　白头翁三钱,酒洗　茯苓神各三钱　细生地三钱　油当归三钱　川连二分,炒炭　木香一钱半　牡蛎三钱　浮小麦五钱

乐右　五月十八日　四诊

面无血色而晦，脉数，呼吸促，心肺均热且弱，贫血故色晦。先是下痢，现在完谷，上盛下虚，肾气败坏，难治。

钗斛三钱　白头翁三钱，酒洗　炒子芩一钱　归身三钱
二神丸八分　浮小麦五钱　木香一钱半　川连炭三分　牡
蛎三钱

另用辟瘟丹一粒，打碎置当脐，外盖清凉膏。

乐右　五月十九日　五诊

脉数，痢略差，未除，转属水泻，本原太坏，仍
有险。

归身三钱　二神丸一钱，入煎　赤白苓各三钱　牡蛎三
钱　制香附三钱　白头翁三钱，酒洗　浮小麦五钱　茯神三
钱　木香一钱半

乐右　五月廿二日　六诊

痢已除，脉无胃气，舌苔露底，咳嗽痰稠是肺虚，
傍晚潮热，肌肤甲错，此营枯也。病属本元，难治。

西洋参一钱半，另煎　象川贝各三钱　制香附三钱　钗
石斛三钱　杏仁三钱　朱茯神三钱　天麦冬各四钱　橘红
络各二钱　鲜生地四钱　归身三钱　炙草六分

闭经

丁右　五月十六日　初诊

环唇色青，经阻腹胀，冲任不通，故常升火。将

来病在腰骶神经，必见腰酸痛、腿酸不于行。现在有时神志不清楚，是病已入神经系，难治。

归身三钱　川楝肉八分，炒　炙鳖甲三钱　延胡八分
柴胡四分，炒　绵仲三钱，炒　萆薢一钱半

丁右　五月十九日　二诊

环唇青，经阻，大便不畅，有时头脑不清楚而耳聋，夜不安寐已久，药后腹胀略差，他无感觉。

龙骨三钱　炙鳖甲三钱　沉香一分半，磨冲　细生地三钱　乌犀尖一分半，磨冲　川楝肉八分，炒　归身三钱　柴胡四分　制香附三钱　绵仲三钱，炒

丁右　五月廿一日　三诊

脉弦微，舌光润，头眩，眼花，胸脘亦感不适，目眵为肝王，艰于成眠，是当养阴。

西洋参三钱　制香附三钱　炒枣仁三钱　钗斛三钱
青陈皮各一钱　归身三钱　天麦冬各四钱　茯苓神各三钱
煅龙齿三钱　沉香曲一钱　滁菊二钱　钩尖三钱　佛手一钱

温病

陈左　五月廿日　初诊

壮热有汗，口味淡，却渴而引饮，溲不多，舌苔

隐黑斑，呼吸粗，迷睡，此温热之挟湿者，病才昨日起，治之早，当然无害。

葛根一钱　枳实一钱　梗通八分　楂炭三钱　淡芩一钱　竹茹一钱半　车前一钱半，炒　腹皮三钱　川连三分　赤白苓各三钱　花粉一钱　防风八分，炒　秦艽一钱半

陈左　五月廿二日　二诊

脉洪滑，热不退，偏身觉重，疲甚，而不能安寐，有湿而又口渴，舌边隐黑，是有瘀，内热亦重，故微烦。

炒山栀一钱　川连三分　梗通八分　炒香豉三钱　淡芩一钱　秦艽一钱半　白薇一钱　赤猪苓各三钱　炒车前一钱半　归身三钱　茅根三钱，去心　花粉一钱

陈左　五月廿三日　三诊

面色已转，脉亦平正，现患咳。照例咳为余邪出路，不足为患。但舌色隐黑，心肺部分有瘀，此是本病。与此次寒热无关，但与咳嗽，却有关系。

象川贝各三钱　橘红络各一钱　赤白苓各三钱　瓜蒌皮一钱半　杏仁三钱　炙苏子一钱半　茯神三钱　淡芩六分　炙桑皮一钱　归身三钱　炒栀皮八分　白薇一钱

陈左　五月廿四日　四诊

脉洪滑而数，面赤，舌隐黑，唇干，气急，掌热，

咳则膈旁痛，胸脘闷甚，夜不得寐，溲赤，症属副伤寒。膈痛是肋膜炎。肿病象虽重，亦温热常态，其所以重，当是复感。病未除，即出门，再加感冒故也。

白薇一钱　川连二分　炙苏子三钱　茅根三钱，去心
淡芩一钱　瓜蒌霜一钱半　川贝三钱　梨皮二个　杏仁三钱
知母一钱　葛根八分　枳实一钱　竹茹一钱半　钗斛三钱
赤猪苓各三钱

陈左　五月廿五日　五诊

脉仍数，热仍高，亦仍未能安眠，头汗是有积证。据病从宴会后起，有积是意中事。心烦口渴，胸中阻塞而热化，故如此。

竹叶七片　瓜蒌霜一钱半　杏仁三钱　焦谷芽三钱
知母一钱　象川贝各三钱　淡芩一钱　楂炭三钱　枳实一钱
白薇一钱　青蒿一钱　赤猪苓各三钱　木通一钱　鲜生地五
钱　生石膏一钱半

陈左　五月廿六日　六诊

头汗多，昨日大便二次行，夜间得寐，今日热较减，脉亦好，是无问题，溲赤如血，因病邪从溲便外达，膀胱热，故如此。

赤猪苓各三钱　细生地三钱　白薇一钱　木通一钱
炒子芩一钱　川贝三钱　花粉一钱　知母一钱　归身三钱
茅根三钱，去心

吐血

陆左　五月十七日　初诊

吐血，舌尖干红，舌边隐黑，气上逆，面尘，曾服生军、黄柏、石膏各一两余，鲜生地三两余。初病迄今，才四日。详此病历及色脉，此后必有变化，危险殊甚。

茜根炭三钱　丹皮八分　三七二分，研冲　小蓟炭一钱半　桑枝三钱　藕节五个，炒　花蕊石三钱，醋煅研飞　归身三钱　鲜童便半茶杯冲　五胆墨汁半酒杯冲，冷开水冲

陆左　五月十九日　二诊

失血之后，脉缓滑，为比较缓和。然舌色、面色都不平正，尚在至危极险之中。

炙紫菀一钱　茜根炭三钱　鲜童便半茶杯　老三七二分，研冲　小蓟炭一钱半　五胆墨汁一酒盅　桑枝三钱　侧柏炭一钱　丹皮四分　藕节五个，炒　荷叶一圈，烧

陆左　五月廿一日　三诊

脉起落不宽，舌光绛，咳嗽，痰中夹血，而面色苦黄是贫血证据，今拟润肺兼事养营。

炒黑荆芥四分　细生地四钱　象川贝各三钱　钗石斛

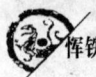

三钱　茜根炭三钱　杏仁三钱　天麦冬各四钱　丹皮炭一钱　橘红络一钱半　炙紫菀一钱　炙款冬一钱　老三七三分，研冲　归身三钱

　　陆左　五月廿三日　四诊
　　呼吸促，不能与脉协调。舌质绛，舌边有黑斑，其胸膈必痛，有瘀故也。吐血不能强止，当以通为止。
　　花蕊石三钱，醋煅研　杏仁三钱　橘络一钱半　茜根炭三钱　象川贝各三钱　麦冬三钱　细生地四钱　炒黑荆芥八分　鲜童便半茶杯冲

痹证

　　苏左　五月十七日　初诊
　　右面骶尾以下，从腿内廉至于委中，均感酸痛，时愈时发，已六年。发作则不易翻身，此为着痹，乃寒湿之气，凝聚而然。其处血不通，故喜近热。血分略有湿，其咳嗽频发不愈，即因此。
　　归身三钱　象川贝各三钱　虎胫骨三钱，炙　逍遥丸一钱，入煎　桑枝三钱　杏仁三钱　怀膝三钱　赤芍一钱半　赤白苓各三钱　秦艽一钱半　制香附三钱　炒车前一钱半

　　苏左　五月十九日　二诊
　　脉调，右手偶然有歇止，此是心房病，尚不算重。

溺有沉淀，痰浓咳嗽，是湿邪上行入肺络之故，当导之向下。

炙紫菀一钱　橘红络各一钱　萆薢一钱半　生苡仁五钱　茜根炭一钱半　赤白苓各三钱　麦冬三钱　桑枝三钱　虎胫骨三钱，炙　怀膝三钱　杏仁三钱　二妙丸一钱，入煎

苏左　五月廿二日　三诊

脉数，腰腿酸，转侧不利，咳剧，舌润，内热重，湿亦重，沉淀未全除，此咳嗽不易愈，因内热之故。湿邪犯肺，其着痹仍当外治。

淡芩一钱　川贝三钱　秦艽一钱半　虎骨三钱，炙　川连三分　丝瓜络一钱半　羌活六分　怀膝三钱　瓜蒌一钱半　炙姜蚕一钱半　防风八分　桑枝三钱　赤白苓各三钱　赤豆二两，泡汤代水　木通八分

苏左　五月廿四日　四诊

脉略嫌硬，面色颇亮，亮虽好，然是火色。外治药熨后反痛者，药性太热故也。

茜根炭一钱半　杏仁三钱　秦艽一钱半　茯苓三钱　花粉一钱　北沙参一钱　虎骨三钱，炙　苡仁三钱　象川贝各三钱　防风六分，炒　桑枝三钱　橘络一钱半

苏左　五月廿六日　五诊

脉已不硬，诸恙较好，面色亦较好。腿仍酸，胸

腹略见胀闷，当是脏气从湿化之故，不是积。

青陈皮各三钱　瓜蒌霜一钱半　杏仁三钱　独活一钱　象川贝各三钱　秦艽一钱半　桑枝三钱　虎骨三钱,炙　怀膝二钱　苡仁五钱　归身三钱　制香附三钱

苏左　五月廿九日　六诊

脉甚好，脚酸痛见差，脘闷亦见差，但未净除，身半以下形寒，此是湿胜之故。

防己五分　虎骨三钱,炙　归身三钱　赤猪苓三钱　秦艽一钱半　丝瓜络一钱半　桑枝三钱　二妙丸一钱　怀膝三钱　木瓜三钱　健步虎潜丸三钱,入煎

苏左　五月三十一日　七诊

见症是脾肾，在太阴少阴之分。面色却是阳证，不可温，宜斟酌于补中益气及独活寄生汤方意。

独活一钱　江西子一钱　怀膝三钱　炙芪一钱半　归身三钱　炙虎骨三钱　茯苓三钱　制香附一钱半　秦艽一钱半　桑枝三钱　木瓜三钱

吐血

郑右　五月廿三日　初诊

脉沉数躁疾，呼吸促，唇舌全无血色，目大眦隐

青脉，颈脉跳动，患吐血，见自汗盗汗，潮热，损症已成，脏气悉乱。不测在旦夕之间，绵力恐无能为役。

茜根炭三钱　杏仁三钱　桔梗三分　归身三钱　炙苏子一钱半　五味子三分　牡蛎三钱　白薇八分　獭肝二分，研冲

郑右　五月廿五日　二诊

脉仍旧躁疾，痰脓，咳不爽，呼吸促，渐见鼻扇，唇舌面部都无血色，病仍在危笃之中。

北沙参一钱半　大生地三钱　五味子三分　茜根炭三钱　瓜蒌霜一钱半　麦冬三钱　归身三钱　陈阿胶一钱，炖烊后下　牡蛎三钱　钗斛三钱　杏仁三钱　炙桑皮一钱半　獭肝二分，研冲

郑右　五月廿七日　三诊

脉沉细，躁疾无伦，唇舌仍无血色，如此色脉，当然诸恙不见差减，补之不能受。清之攻之则太虚，行动如常，照例当有治法，其难处则在权衡度量。

北沙参一钱半　川连三分　杏仁三钱　大生地四钱　归身三钱　炙苏子三钱　瓜蒌霜一钱半　阿胶一钱半　麦冬三钱　獭肝二分，研冲　太乙丹半分，研细冲

郑右　五月廿九日　四诊

脉躁疾程度差减，亦略有胃气，不可谓非机转。

唇舌仍无血色，虚甚，仓猝不得恢复，亦固其所。

绵仲三钱，炒　枸杞三钱　天麦冬各三钱　菟丝子三钱
陈阿胶一钱半，酒炖烊后下　五味子四分　杏仁三钱　川贝三钱
炙紫菀一钱半　獭肝二分，研冲　橘白络各一钱　归身三钱

温病误治

王左　五月廿五日　初诊

脉涩而乱，呼吸促，舌质绛，苔糙干，发热愈后再发，由西法治疗，二脚不良于行。化热、化燥、脚不良，均从热退后起。现在脚仍不能走，热则再发，此其治法，有足供中医研究者，故详记之。

白薇一钱　淡芩一钱　赤白苓各三钱　知母一钱　竹茹一钱半　秦艽一钱半　桑枝三钱　橘叶三钱　防风一钱，炒
虎骨木瓜丸三钱，入煎

王左　五月廿七日　二诊

舌糙，苔已化，步履亦较好，脉尚未和，脚痛亦未净除。

薄荷一钱　白薇一钱　秦艽一钱半　防风四分　桑枝三钱　怀膝三钱　炒黑荆芥八分　虎骨三钱，炙　归身三钱

永祚尝诊吴兴汤君温病，经西法治愈，转为脚肿头晕，用虎潜丸，脚肿消而头晕迄未除。此其病理，

当与此案相似，辄识之以供讨论。

受业孙永祚附识

王左　五月廿八日　三诊

脚重，神气不甚好，因曾经误治致虚之故，本是湿痰。体气虚故容易致虚。

槟榔四分　赤白苓各三钱　车前一钱半，炒　松节三分　木瓜三钱　防风八分，炒　归身三钱　秦艽一钱半　茅根三钱　二妙丸八分，入煎

王左　五月三十日　四诊

病差，仍微咳，左尺脉弦，弦为虚之假象，弦属肝，虚却属肾，然则是肝肾病。又吐血，愈后而见此脉。以病历言，是由肺病肾，由肾病肝。

绵仲三钱，炒　天麦冬各三钱　泽泻八分　杏仁三钱　菟丝子三钱　五味子四分　萸肉八分　炙川贝三钱　枸杞三钱　苁蓉三钱　莲须一钱半　炙紫菀一钱半　北沙参一钱半　制香附三钱

喉疾

金右　五月廿六日　初诊

左面扁桃体红肿，上有白腐，发热形寒，是流行

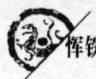

性喉症。热不高有汗，为此病之较轻者，避风吃素可速愈。

薄荷一钱，后下　生石膏三钱　葛根一钱半　炒牛蒡一钱半，研　川贝三钱　茅根三钱　炙姜蚕一钱半　淡芩一钱
甘中黄八分

另，人中白一钱　炙姜蚕一钱　生石膏二钱　硼砂一钱　板蓝根一钱　冰片二厘，后入

上药筛，加入冰片研匀。吹口用。

金奶奶　五月廿七日　二诊

喉痛见差减，尚略有白腐，但已是余波，表热已除，只须养阴。

归身三钱　淡芩一钱　薄荷一钱　钗斛三钱　茅根三钱，去心　甘中黄六分　炙姜蚕一钱半　赤白苓各三钱　细生地三钱　秦艽一钱半　麻仁三钱

喉疾

阿妈　四月廿九日　初诊

喉间有白腐，有汗，并不形寒，病未及两日，舌色鲜明，不甚正当，此无他，因泻故也。

炒牛蒡一钱半，研　象贝三钱　板蓝根一钱半　薄荷一钱，后下　甘中黄八分　淡芩一钱　炙姜蚕一钱半　归身

三钱

另，薄荷一钱　生石膏三钱　人中白一钱　硼砂一钱半　炙姜蚕一钱半

上药煎汤一大碗，频漱，漱后吐去。

阿妈　五月一日　二诊

喉头白腐已除，喉间尚痛，此是余波，大分已无问题。

薄荷一钱　秦艽一钱半　竹茹一钱半　炙姜蚕一钱半　板蓝根一钱半　枳实一钱　炒荆防各八分　淡芩一钱　炒牛蒡一钱半，研　细生地三钱

阿妈　五月四日　三诊

喉痛除，舌苔微抽心，倦而无力，胃纳不香，须养息两日。

归身三钱　竹茹一钱半　细生地三钱　茯苓三钱　枳实一钱　江西子一钱

阿妈　五月十二日　四诊

病后失于调养，见头眩眼花骨楚，此为劳复，赶紧休养，不尔，即成损。

归身三钱　秦艽一钱半　茯苓三钱　细生地三钱　荆防各八分，炒　薄荷一钱，后下　江西子一钱，炒　白薇一钱

淋证

乔左　五月九日　初诊

脉洪数，神气不安详，患尿血，有时溺白如米泔，病属淋，关心肾二经，颇非细故。

天麦冬各三钱　细生地四钱　赤白苓各三钱　生草梢一钱　木通八分　蒲黄炭四分　琥珀四分，研九吞　赤豆二两，泡汤代水　京元参一钱

乔左　五月十六日　二诊

神气较安详，溺血已除，溲尚浑，肺颇弱，其余尚好，有潮热，当是虚。

归身三钱　绵仲三钱，炒　枸杞三钱　细生地三钱　菟丝子三钱　萆薢一钱半　生草梢八分　赤白苓各三钱　赤豆泡汤代水　白薇二分　琥珀二分，研九吞

痞满

陈左　五月十一日　初诊

脉滑数而躁疾，面色隐黄，手掌热，脘下痞塞不通，当胃之部分坟起，眠食都感不适，症结在胃，病

源在肝胆，虚甚，须严谨忌不易消化物，并须于心神方面注意摄养。

钗斛四钱　制香附三钱　姜半夏一钱半　木香一钱半　川连四分　茯神三钱　西洋参二钱，另煎　炙乳香三分，压去油　茵陈一钱半　关虎肚一钱半，炒香　川贝三钱

另用天竺枝削箸吃饭。

此药头煎分两次服，每次隔六点钟。二煎不用。

陈左　五月十三日　二诊

脉躁疾更甚，面黄亦更甚，掌热如炙，胸脘痞闷，虚甚，因挟湿，不能补，论色脉有险，其病势进行之速，甚为可惊。

鲜生地五钱　钗斛三钱　赤猪苓各三钱　知母一钱　淡芩一钱　桑枝五钱　茵陈二钱　川连三分　梗通八分　赤豆两把，代水煎药泡汤去豆

陈左　五月十四日　三诊

面色骤暗，浮火退，故暗，是好处，不是坏处。脉缓软不复，躁疾掌热亦除，都是好现象，舌痄红是虚，虚难猝复，乃题中应有之义，病机已转，只须平剂调理。

钗斛三钱　茵陈一钱半　桑枝三钱　归身三钱　知母一钱　赤白苓三钱　细生地三钱　木通一钱　赤豆两握，泡汤去豆代水煎药

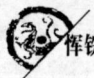

陈左　五月十六日　四诊

脉异常之虚，面黄虚热均退，胸脘痞硬不除，坐车觉震痛，是有内伤，息心调养，可以贞疾延年，欲如前此，健康则难。

归身三钱　瓜蒌霜一钱半　茯神三钱　制香附三钱
炙苏子三钱　钗斛三钱　川连三分　杏仁三钱　逍遥丸六分，入煎

陈左　五月十七日　五诊

面色上部已亮，脉亦较正路，惟胸脘痞塞略不见差，仍有潮热，舌苔光，体虚不能任悍药，胸脘虽痞，不可强攻。

制香附三钱　川贝三钱　瓜蒌霜一钱半　逍遥丸一钱半，入煎　川连三钱　青陈皮各一钱　炙苏子三钱　姜半夏一钱　制小朴二分　淡芩一钱　钗斛三钱　炒栀皮一钱

陈左　五月十九日　六诊

脉舌均见虚象，潮热身软亦虚症，呵欠为阳虚，当略补之。

吴萸三分　大生地四钱　菟丝子三钱　归身三钱　制香附三钱　麦冬三钱　虎骨三钱　红参八分，自加另煎　钗斛三钱　绵仲三钱，炒　西洋参一钱半，另煎

234

失眠

钱右　五月十二日　初诊

脉虚甚，全不应指，肤冷，汗黏，却面有火色，齿衄，舌色亦见热象，此非病从热化，乃因服伤药之故，神气清楚，是差强人意处，不能寐最劣。虽不致有危险，却不易料理。

人参须一钱半，另煎　逍遥丸一钱半　秦艽一钱半　杏仁三钱　牡蛎三钱　煅龙齿三钱　白薇一钱　桑枝四钱　归身三钱　川贝三钱　制香附三钱　绵仲三钱，炒　细生地三钱　茯神三钱

钱右　五月十五日　二诊

脉仍虚，亦仍汗出，觉冷，据汗较前为少，中脘有痞块，呼吸觉闷，耳鸣，腰酸，头响，无表热，面上火色亦较退，但仍不得安寐，肾亏肝虚少阳证未净除。

川连三分　制香附三钱　珍珠母三钱，打　归身三钱　瓜蒌霜一钱半　钩尖三钱　生白芍一钱半　青皮一钱　仙半夏一钱　茯神三钱　钗斛三钱　砂仁六分，研后下　煅龙齿一钱半

钱右　五月卅一日　三诊

见症虚，脉亦虚，面色舌色却好，耳鸣胸痞不得寐。毕竟是上盛下虚，其无胃口，止因不得寐，并非胃中有病。

钗斛三钱　绵仲三钱，炒　薄荷一钱，后下　制香附三钱　怀膝三钱　珍珠母三钱，打　归身三钱　细生地三钱　乌犀尖一分，磨冲　茯苓神各三钱

咳嗽、泄泻

周官官　五月廿九日　初诊

色脉神气都尚好，现患咳嗽、泄泻，舌质绛，咳夜剧，虽完谷，不得用温药。

腹皮三钱　扁衣三钱，炒　象川贝各三钱　木香钱半焦谷芽三钱　杏仁三钱　建曲一钱，炒　茯苓神各三钱　淡芩一钱　茅根三钱，去心　炙草六分　防风一钱

另用辟瘟丹半粒置当脐，外盖清凉膏。

周官官　六月一日　二诊

热作阵，有汗，剧咳，面形苦是正式，湿热症大便不实，腹痛下邋遢粪，是有积。

白薇一钱　楂炭三钱　橘红一钱半　薄荷一钱　杏仁三钱　炙草六分　茯苓三钱　象川贝各三钱　防风八分　腹皮

三钱　焦谷芽三钱　前胡一钱

周官官　六月三日　三诊

昨日有寒热，因脚受伤，敷药起泡，其寒热当即因此痛故也。大便不实，法当健脾。

黑荆芥七分，炒　茯神三钱　炒扁衣三钱　芡实三钱　当归身三钱　炙乳香三分，去油　炒建曲一钱　木香一钱半　伏龙肝一钱，煎汤去渣代水

周官官　六月五日　四诊

热退，神气颇好，咳尚剧，微烦，面色略黄，谨慎调护，则不要紧。

归身三钱　杏仁三钱　茯神三钱　细生地三钱　炙款冬一钱　扁衣三钱，炒　川贝三钱　炙桑皮一钱半　芡实三钱

杂病

金官官　五月卅日　初诊

暵热掌热尤甚，舌面作赭石色，鲜明而干，目眦不润，鼻孔干，溲短赤，面无血色，病月余，内热重，血液少，有大险。

钗斛三钱　归身三钱　炒扁衣三钱　天麦冬各三钱

细生地四钱　西洋参一钱半，另煎　竹茹一钱半

金官官　五月卅一日　二诊

舌苔剥，无血色，面色隐黄，肌肤干，脉软，颈脉动，发寒热月余。热病不当如此延长，亦不当见此色脉，其脾胃心脏均有伤，仓猝不得恢复，且有险。

归身三钱　扁衣三钱，炒　芡实三钱　钗斛三钱　建曲一钱　白薇一钱　茯苓三钱

金官官　六月一日　三诊

面肿色晦，气急，脉缓滑，心肺均有伤，是坏病，肌肤干，荣枯故也，难治。

麦冬三钱　炙苏子一钱半　茯神三钱　杏仁三钱　钗斛三钱　北沙参一钱　扁衣三钱，炒　芡实三钱　归身三钱　五味子三分　木香一钱半

肝阳

周右　五月卅一日　初诊

头晕脉软，面色渐晦，眩甚，不能略转侧，汗奇多，口渴掌热，亦渐有表热，肝阳为患。略兼外感，大便虽不行，不必攻。

滁菊二钱　生石决三钱　归身三钱　钩尖三钱，后下

煅龙齿三钱　钗斛三钱　桑枝三钱　逍遥丸一钱半　细生地三钱　浮小麦五钱　白薇一钱

　　周右　六月二日　二诊

　　仍头眩，不能转侧，面微肿，脉软，气不宽，进食有汗，余时则无，不泛恶，有时饥，假使面肿，仅因枕低之故，即亦无妨。

　　薄荷一钱，后下　生石决四钱，打　钗斛三钱　浮小麦五钱　沉香二分，研冲　细生地四钱　白薇一钱　滁菊二钱　钩尖三钱，后下　归身三钱　知母一钱　生白芍一钱　胆草一分，杵碎泡汤去渣代水煎药

湿疮

　　陈宝宝　六月一日　初诊

　　满头湿疮，遍身都有脓，血淋漓，湿胜不化热，可以化湿为治，宜内服药，忌外治逼之向里。

　　豨莶草一钱半，蒸　赤白苓各三钱　炒车前一钱半　防己八分　归身五钱　赤豆一把，泡汤代水　二妙丸一钱半，入煎　萆薢一钱半　炒黑荆芥四分　生芪一钱

　　陈宝宝　六月四日　二诊

　　神气较好，湿疮依然，舌色完全湿胜之象。

赤猪苓各三钱　萆薢三钱　生熟薏仁各四钱　生黄芪三钱　木通一钱　炒车前三钱　归身五钱　防己八分　赤豆二钱，泡汤代水

另用碧玉散二两扑疮。

陈宝宝　六月六日　三诊

神气甚好，舌色亦好，外面难看，里面清楚，前方颇中肯。凡病皆有根，亦皆有程限，里面清楚至于无可清楚，外面之病自除。

赤猪苓各三钱　生熟苡仁各四钱　木通一钱，炒　车前三钱　归身三钱　生黄芪三钱　细生地三钱　萆薢一钱半
二妙丸一钱，入煎

温病

徐官官　六月一日　初诊

温热夹食，热颇壮，手掌尤甚。肌肤暵干，病七日以上。阴分已虚，虽热壮，不能汗，虽有积，不可攻，神气未离，谨慎调护可愈。

白薇一钱　川连二分　象贝三钱　淡芩一钱　知母一钱
归身三钱　枳实一钱　杏仁三钱　竹茹一钱半

另用皮硝三钱，缚当脐，须隔布一层。

徐官官　六月三日　二诊

暵热九日不解，面色黄，舌苔厚而浮，阴分虚，胃部受伤，仓卒小得恢复，宜甘凉养阴，需以时日。

钗斛三钱　川贝三钱　知母一钱　花粉一钱　麦冬三钱归身三钱　杏仁三钱　白薇一钱　细生地三钱

徐官官　六月五日　三诊

暵热躁烦，口渴，舌苔厚而松浮，虽大便行，仍有积，惟胃部有伤，不能攻，病情是坏症。胃不能消化，饿并不添病，吃反坏事。此病本有险，非仓猝可愈，勿心急。

白薇一钱　竹茹一钱半　川连二分　杏仁三钱　青蒿一钱　淡芩一钱　知母一钱　归身三钱　枳实一钱　花粉一钱川贝三钱　芦根四寸，去节

徐官官　六月六日　四诊

脉缓滑，面色黄，神气不清楚，舌苔厚而松浮，此非好脉好苔，是温病末传已出白痦之候。虚甚，症结就心，手少阴证也。有大危险，调护不得法，则无希望。

钗斛三钱　归身三钱　川贝三钱　辟瘟丹半粒，研冲麦冬三钱　细生地三钱　茯苓三钱

小产

蔡右　六月二日　初诊

两个月小产，产后五日，剧劳冒风雨，因而发热，迄今半个月不退，汗奇多。小腹偏右卵巢部分有块坟起，疼痛异常，其痛阵发，现在色脉尚无变动，惟汗多不得用发汗方法退热，是其难治之处。

白薇一钱　浮小麦四钱　炒川连三分，盐水炒　川楝肉六分，炒　全当归三钱　牡蛎三钱　制香附三钱　煨木香一钱半　延胡索六分，炒　细生地三钱　炙乳香三分　生白芍一钱半

三日改方去延胡，加糯稻根须五分。

蔡右　六月四日　二诊

今日脉甚好，面色亦亮，亮虽是火，毕竟是好的一方面，发热形寒似疟，亦转矢气，气血并病。

白薇一钱　制香附三钱　生白芍一钱半　青蒿一钱　煨木香一钱半　炙乳没各三分，去油净　炙鳖甲一钱半　川连炭三分　炒子芩一钱　归身三钱　牡蛎三钱　细生地四钱　川楝肉七分　炒橘络一钱半

五日改方去炙鳖甲、川楝肉，加桃仁一钱半、红花一钱半。

小肠出血

吴左　六月九日　初诊

本有痔漏，现在因涤肠忽然下血，量多色黑，腹中微痛，面色不华，当然是小肠出血，此与心脏有关，须急止之。

乌犀尖二分，磨冲　茯神三钱　煨木香八分　细生地四钱　归身三钱　炒槐米三钱　棕皮炭三钱　炒白芍一钱半　炮姜炭二分　牛角鳃三钱，打碎醋炙

吴左　六月十日　二诊

色脉都甚平正，血亦止，即此已无问题，至少须静养五日，小肠为心之腑，故此病与心房有关。

西洋参三钱，另煎　棕皮炭三钱　细生地四钱　钗斛三钱　茯苓神各三钱　炒子芩一钱　归身三钱　生白芍一钱半　藕节五个

温病

吴左　六月十三日　初诊

发热，暑温夹湿，起伏清楚，休息有时，则为温

疟。核是腺肿，但非淋巴腺。

赤猪苓各三钱　白薇一钱　防风八分，炒　萆薢三钱
秦艽一钱　防己四分　苡仁五钱　炙姜蚕一钱半　归身三钱

吴左　六月十五日　二诊

热退，汗太多，不但亡津液，大汗后闭汗，则热
且再作，核肿当消之。

归身三钱　糯稻根须一钱半　炒车前一钱半　钗斛三钱
赤猪苓各三钱　萆薢一钱半　牡蛎三钱　梗通八分　天冬三
钱　茯神三钱

吴左　六月十七日　三诊

脉舌尚平正，面色未转，热未净退，汗未尽敛，
核未全消，病差，健康则尚未。

白薇一钱　萆薢一钱半　钗斛三钱　当归三钱　海金
沙一钱半　赤猪苓各三钱　牡蛎三钱　炒黄柏三分　琥珀三
分，研九吞　鲜藿香叶一钱半　绵仲三钱

伤寒

郑官官　六月廿五日　初诊

壮热，脉数，无汗，泛恶，舌光绛，手麻，是伤
寒系风温，兼有积。

枳实一钱　淡芩一钱　川连二分　香薷三分　竹茹一钱半　葛根八分　薄荷一钱，后下　防风八分，炒　鲜藿香叶一钱半

郑官官　六月廿六日　二诊

热壮，药后有汗。现在汗仍不多，咳不爽，舌苔厚，肤色渐红，此须防其出疹，风寒食积均重，故见高热。从阳明经腑治。

薄荷一钱，后下　楂炭三钱　川连三分　枳实一钱　葛根一钱　腹皮三钱　淡芩一钱　竹茹一钱半　橘红络各一钱　象川贝各三钱　杏仁三钱　茅根三钱，去心　鲜藿香叶一钱半

郑官官　六月廿七日　三诊

壮热，无多汗，舌苔厚腻，昨夜有谵语，咳略爽，仍剧肤，色仍红，痧子不得透发，所以如此。最稳照调护法第七条，外熨无价散可亦服。

葛根一钱半　竹茹一钱半　茅根三钱，去心　桔梗四分　淡芩一钱　杏仁三钱　香薷三分　枳实一钱　川连二分　象贝三钱　薄荷一钱，后下　知母一钱　胆草一分，打碎泡汤去渣代水煎药

郑官官　六月廿八日　四诊

热不退，有起伏，亦有汗，剧咳致腹痛，舌苔黄而润，此有湿热兼食积。因有积之故，咳甚而热弛张，

积除则病差，但不可用泻药，泻则转痢，故如此之病，虽不要紧，却不免缠绵，大约尚须两三日。

白薇一钱　枳实一钱　楂炭三钱　焦谷芽三钱　杏仁三钱　薄荷一钱，后下　竹茹一钱半　腹皮三钱　象川贝各三钱　赤白苓各三钱　桔梗四分　橘红一钱半　炙苏子一钱半　鲜藿香一钱半　葛根八分　木通八分

郑官官　六月三十日　五诊

热退，大便仍未行，干咳甚剧，舌尖光，舌面有薄苔。虽无大便，不可攻，病不在肠也。咳为余邪出路，当以宣达为主，必须吃素。

防风一钱，炒　杏仁三钱　橘络一钱半　枳实一钱　象川贝各三钱　桔梗四分　淡芩一钱　竹茹一钱半　归身三钱　细生地三钱　炙苏子一钱半

咳嗽

程左　六月廿六日　初诊

脉气不宽而数甚，近乎乱，面色亦不华，前患吐血，现在咳嗽，虽行动如常，此脉象大非平善。

炙紫菀一钱　炙款冬一钱　赤白苓各三钱　象川贝各三钱　细生地三钱　茵陈一钱半　杏仁三钱　北沙参一钱半　藕节五个　茯神三钱

程左　六月廿八日　二诊

脉气不宽，起落渐而弱，发热无定时，寐不安，有时俯仰气不顺。从前曾吐血。此种脉象，其病殊不廉，寒热恐其再发，姑先制止。

白薇一钱　细生地三钱　归身三钱　青蒿一钱　北沙参一钱半　茯神三钱　炙紫菀一钱　杏仁三钱　象川贝各三钱

程左　七月一日　三诊

脉沉微，舌苔好，仍咳，痰黄，其余诸症，都较差减。似仍有瘀。

炙紫菀一钱　象川贝各三钱　橘白络各一钱　杏仁三钱　归身三钱　细生地四钱　北沙参一钱半　钗斛三钱　麦冬三钱

程左　七月四日　四诊

但咳脓痰，其余诸症均除，再予治咳。

炙紫菀一钱　北沙参一钱半　象川贝各三钱　炙款冬一钱　杏仁三钱　归身三钱　细生地三钱　绵仲三钱，炒　枸杞三钱

崩漏

尤右　六月廿七日　初诊

先漏后崩，面色黄而无血色，舌色尤劣，头眩眼花，失血太多之故。此后一步是肿，肿则为血瘅，难治。现在已属瘅症。

归身三钱　陈棕炭三钱　制香附一钱半，醋炒　细生地四钱　鹿角霜三钱　醋炒升麻一分　牛角鰓三钱，打碎酒炙　绵仲三钱，炒

另服龟龄集，早起、中、晚各一次，每次一分，开水吞服。

尤右　六月三十日　二诊

崩止，面色得转，唇色红均佳，肌肤隐黄，失血太多，恢复为难，补之。

归身三钱　绵仲三钱　枸杞三钱　萸肉八分，炙　生熟地各三钱　菟丝子三钱　莲须一钱半　佛手一钱半　鹿角霜一钱半　陈阿胶一钱半，蒲黄炒后下　艾叶六分　川贝三钱　砂仁四分，研后下　棕皮炭三钱

尤右　七月二日　三诊

血崩止，脉亦好，胃气得伸，均佳。惟面色不转，据说向来如此，是向来血中有病，头痛与鹿角有关。

归身三钱　绵仲三钱，炒　枸杞三钱　萆薢一钱半　熟地四钱　菟丝子三钱　莲须一钱半　大温中丸一钱，入煎

尤右　七月四日　四诊

脉象舌色都从热化，血崩之后，面色不转，以后恐不能康健，将来当是心房病。

生熟地各三钱　绵仲三钱　枸杞三钱　砂仁六分　菟
丝子三钱　莲须一钱半　草薢一钱半　陈阿胶一钱半，酒炖烊
后下　麦冬三钱　归身三钱　大温中丸五分，入煎

肺病

虞左　六月三十日　初诊
吐血，舌质红，黄苔薄砌剥而不匀，血虽止，咳
嗽，潮热，自汗盗汗，瘠甚，且有伏湿，难治。
炙紫菀一钱　炙款冬一钱　獭肝二分，研冲　杏仁三钱
川贝三钱　归身三钱　钗斛三钱　细生地三钱　绵仲三钱，
炒　太乙丹半粒，研冲

虞左　七月三日　二诊
肺病至于脚肿，为候已深。现在盗汗除，舌苔渐
化，不可谓非进步，但仍在险中。
北沙参一钱半　杏仁三钱　麦冬三钱　绵仲三钱，炒
炙紫菀一钱　炙款冬一钱　细生地三钱　钗斛三钱　菟丝
子三钱　川贝三钱　獭肝二分，研冲　橘络一钱半　太乙丹
半粒，研冲

虞左　七月四日　三诊
舌苔剥，苔薄砌，黎明咳，脚肿，瘠甚，寒热不
是疟，因肺肾并枯之故。病不可治。

霍石斛一钱，另煎　北沙参一钱半　炙紫菀一钱　天麦冬各三钱　细生地三钱　川贝三钱　獭肝二分，研冲　紫雪丹半分，冲

泄泻

范左　七月二日　初诊

饮冷，又浴后感寒，致腹中疠痛。大便水泻，脉舌尚可，无汗，此与霍乱大同小异，最易转属痢疾。

木香一钱半　毕澄茄五分　制小朴三分　制香附三钱　腹皮三钱　槟榔七分　青陈皮各一钱　炒荆芥四分　炒防风六分　辟瘟丹一粒分两次服，另用一粒研碎置当脐，外盖暖脐膏，用热水袋外熨

范左　七月三日　二诊

唇从燥化，舌从湿化，腹痛止，泻不止，恐其转痢，湿热交阻，则必发热。发热者，为湿温。此病颇有进出，治之得法，五六日可愈。

防己四分　茵陈三钱　银花一钱半　木香一钱半　藿梗一钱半　白薇一钱　赤白苓各三钱　建曲一钱，炒　川连炭三分　焦谷芽三钱　白头翁三钱，酒洗　甘露消毒丹入煎，三钱

范左　七月四日　三诊

色脉都尚可，腹痛除，但渐胀，舌红，脘闷，肌表不热，热化症象亦较昨日为减，惟病仍未除，尚有转痢发热之可能。

川连炭二分　赤白苓各三钱　藿梗一钱半　腹皮三钱
白头翁三钱，酒洗　防风八分，炒　建曲一钱　木香一钱半
瓜蒌霜一钱　甘露消毒丹三钱，入煎

第九期

温疟

模范村李右　六月廿日　初诊

面色不甚华,脉滑数,齿干,唇舌都从燥化,可以测知里面热。外疡之地位,是肾脏领域。肿确是腺肿,是因虚而肿,虚在气。

钗斛三钱　归身三钱　炙乳香去油,三分　山慈菇钱半天冬三钱　细生地四钱　赤白苓各三钱　绵仲炒,三钱　白薇一钱　炒黑荆芥八分

模范村李右　六月廿二日　二诊

舌苔不匀,脉洪而有力,此脉舌已较前日为佳。现在时寒时热,下午似乎形寒,是有温疟意。股内廉有筋掣痛,当另用药外治。现以退热为先务。

白薇一钱　竹茹钱半　制香附钱半　花粉一钱　鲜生地四钱　淡芩一钱　青蒿一钱　木香钱半　归身三钱　枳实一钱　川连二分　腹皮三钱　山慈菇钱半

模范村李右　六月廿四日　三诊

热不退，上午较好，下午为甚。发热之前，先形寒，宜改从温疟治。舌苔厚，前半剥，腹鸣是有积，胃不和，则躁不得寐。

白薇一钱　枳实一钱　生石膏钱半　炙乳香压去油，三分　常山四分　竹茹钱半　归身三钱　川连二分　川贝三钱　腹皮三钱　焦谷芽三钱　赤白苓各三钱　馒头炭四钱，候冷入煎

模范村李右　六月廿五日　四诊

神气脉象都较好。舌苔剥，胃中本来有伤，肠鸣，腹不痛而脘闷，其积不在肠而在胃，可消导。不可攻，消积则热当退，汗太多止之。

牡蛎三钱　白薇一钱　楂炭三钱　常山四分　浮小麦五钱　青蒿一钱　腹皮三钱　橘白络各一钱　糯稻根须钱半　枳实一钱　焦谷芽三钱　归身三钱　知母一钱　瓜蒌三钱　川贝三钱

模范村李右　六月廿六日　五诊

寒热一日二次，裤褶核甚大。热则痛，舌苔尖剥，舌质不甚红，闷甚而倦，发热确是温。今日虽有大便，而胃部之积未动，积不动，热仍不得除。

逍遥丸钱半　牡蛎三钱　川连二分　青蒿钱半　槟榔六分　淡芩一钱　白薇一钱　枳实一钱　竹茹钱半　归身三钱　川贝三钱　细生地四钱　腹皮三钱　焦谷芽三钱

模范村李右　六月廿七日　六诊

脉数略洪，此脉不算和。舌苔则较平正，是胃中之积已动，故痞闷略解。而寒热亦较减退，温热病已得机转。现在所可虑者，是骱间核肿。不用金黄散，但用六神丸与如意散，亦能消，但不能有充分把握。

青蒿一钱　知母一钱　归身三钱　腹皮三钱　淡芩一钱　白薇一钱　花粉一钱　细生地三钱　焦谷芽三钱　鲜藿香叶三钱

模范村李右　六月廿八日　七诊

热甚高，弛张颇盛。从下午热起，直至黎明方退。此为近一二天事。病型变动不居，并不算坏。一者温病本如此；二者是积动之故。惟神气不振，呼吸微窒，手掌灼热，每当热发时，干呕剧烈，此种见症，都不平善。心嘈而胁下痞闷，是柴胡症。虚是小柴胡症，但仍不放心，因温病不得用伤寒方，是当斡旋。

钗斛三钱　炙草六分　牡蛎三钱　淡芩一钱　知母一钱　腹皮三钱　炒柴胡四分　青蒿八分　细生地三钱　枳实一钱　仙半夏一钱　白薇一钱　竹茹钱半

模范村李右　六月廿九日　八诊

发抖，面色、脉象、舌色，顷刻之间，可以变换数次，抖属神经之属植物性者，但其感觉亦异常之敏。今午连抖数次，汗多胸闷，有时两颧时升火，其病理之探讨另详。

牡蛎三钱　川贝三钱　天冬三钱　生白芍二钱　钗斛三钱　归身三钱　薄荷后下，一钱　当归龙荟丸三分，吞服　辟瘟丹半粒，化服

谨按：发抖是神经病证。论天气，关系头脑为多；论食积，关系肠部为多。师以此病之发抖，疑是药力反应，推论如下：

用凉药补药之后，病差须臾转剧者，病得药而伏，药力衰，病复显也；

用疏解消导药之后，病差复剧，则非病伏再显，乃是揭去一层病，再见一层病，是为病之转属。

今是病之转属。发抖之原因在硬块，硬块之部分是肾之领域，硬块之本身是腺肿，环唇亦肾之部位，抖将作之顷，环唇色泽渐变青黑，约三四分钟骤作抖，半分钟许抖止，环唇之色亦退，而面部升火，两颧微红，此环唇之青黑与颧之红，皆属肾，黑是血，红是虚，顷刻变化是神经。

抖发之顷，眼廉上下都见黑色，此部位属肝。衡量此病证，当是肝肾并病，由肾及肝。

抖之性质，近乎中风。但其病仅在植物性神经，不及大脑识阈，故神志清楚。至何以见此病证，殊不可知。腺肿是因劳乏故，寒热是因先有食积后有感冒故，此极明显无可疑者。

受业孙永祚附识

255

模范村李右　六月廿九日　九诊

舌苔剥，舌质鲜红，面色略暗，抖已止。面色之暗，是因外疡，舌剥是胃阴受伤。苔厚积仍未除，但现在不宜攻，当侧重维持正气。

钗斛三钱　细生地三钱　竹茹钱半　归身三钱　天冬三钱　川贝母三钱　花粉一钱　皂角针钱半　怀膝钱半　蒲公英钱半

三十号早起加生芪、炙草，去皂角针、蒲公英、花粉，因已溃脓也。

模范村李右　六月三十日　十诊

表热似退，脉已清楚，面色较亮，惟口仍腻，苔虽满铺，仍黄厚，略有余热，当是积，不是外邪。唇齿从燥化，夜间寐不安，胸脘有痞，均是虚症，口腻却不能峻补。

归身三钱　钗斛三钱　焦麦芽三钱　生绵芪三钱　枳实一钱　怀膝钱半　大生地四钱　竹茹钱半　赤芍钱半　炒黑荆芥六分　白薇一钱　茯神辰砂拌，三钱

模范村李右　七月一日　十一诊

脉好无虚象，手掌仍热，却是虚象。口不腻，胃中已清，舌面两旁无苔，胃气尚无能伸展，此外无他，疮痛而已。

桑枝三钱　竹茹钱半　焦麦芽三钱　钗斛三钱　枳实

一钱　归身三钱　赤芍钱半　怀膝一钱　茯苓三钱　生芪三钱　细地生三钱　连乔①三钱

模范村李右　七月二日　十二诊

色脉都平正，舌苔前半微剥。今午微形寒，热又略高，口苦，推究原因，当是略劳之故。尚无大害，积已净，舌剥，还须注意胃阴。

钗斛三钱　归身三钱　赤芍钱半　冬瓜皮三钱　细生地三钱　炙草六分　枳实一钱　赤豆入煎，三钱　川贝三钱　丹参八分　竹茹一钱半　桑枝三钱

模范村李右　七月三日　十三诊

脉平正，舌苔从热化，略干，口味甜。今日下午有热，掌热甚于颜额，是虚热证据。舌干口甜，是湿热证据。眠食便溺均尚好，是全身病为轻，局部病为重。此热与委中之块有大关系，肿故热。

钗斛三钱　泽泻钱半　桑枝三钱　川贝四钱　细生地三钱　归身三钱　山慈菇钱半　赤芍三钱　丹参三钱　青蒿钱半　炒子芩钱半　姜蚕三钱　桃仁三钱　白薇钱半　赤豆二两，泡汤代汤煎药

模范村李右　七月四日　十四诊

_____

① 连乔：即连翘。

257

脉甚好，舌苔不匀，胃肠总不和，不能安寐，与此有关。

钗斛三钱　川象贝各三钱　炒子芩二钱　山慈菇三钱　归身三钱　细生地四钱　白薇一钱　赤芍三钱　元参一钱　桃仁三钱　桑枝五钱　竹茹钱半　青蒿一钱　枳实五分　炙姜蚕钱半　佛手钱半　茯神辰砂拌，三钱　赤豆两握，泡汤代水

模范村李右　七月六日　十五诊

面色有病容，是浮火得敛之症，是好处，脉较昨为佳。舌根苔化都好，舌面前半微抽心。还当养阴。

细生地四钱　生苡仁八钱　鲜藿香钱半　西洋参另煎三钱　连翘三钱　川贝四钱　老山毛斛另炖五分　归身三钱　鲜佩兰三钱　冬瓜子八钱　芦根去节，一两

模范村李右　七月七日　十六诊

掌热见白痦，虚症已确。舌苔刻刻变换，当然病在肠胃，但是内脏植物性神经病。

大生地四钱　西洋参三钱，另煎　沉香磨冲，一分　鲜藿香钱半　乌犀尖一分，磨冲　川贝一分　生苡仁八钱　竹茹钱半　霍斛五分，另煎　橘络钱半　鲜佩兰三钱

水肿

丁左　七月五日　初诊

目光神气都不甚好，见症心肾并病。肾病为重，其传变恐是卑慄，舌苔有湿象，肌肤津，此病不重而深，亦难治之候。

萆薢钱半　细生地三钱　川椒去目炒，二分　赤白苓各三钱　归身三钱　绵仲三钱　木通八分　茯神三钱　菟丝子三钱　滁菊钱半　虎骨木瓜丸三钱，入煎

丁左　七月八日　二诊

脚肿，眼廉亦肿，舌从湿化，目光无神。旧有肝病，现在并无见症，其脚肿目无神，是肾病。

茯神三钱　归身三钱　绵仲炒，三钱　秦艽钱半　茵陈钱半　滁菊钱半　松节三分　鲜藿香叶钱半　木通八分　虎骨木瓜丸入煎，三钱

丁左　七月十一日　三诊

脚肿除，头仍微眩，略见神经过敏症。舌色从湿化，须两顾之。

鲜藿香钱半　制香附三钱　赤白苓各三钱　茵陈一钱　生石决三钱　归身三钱　茯神三钱　钩尖三钱，后下

丁左　七月廿日　四诊

脉软，面有火色，眩而无力，舌从湿化，宜解暑。

滁菊二钱　夏枯草钱半　茯神三钱　桑芽三钱　钩尖
三钱　银花钱半　鲜藿香钱半　薏仁五钱　归身三钱

血证

徐右　七月五日　初诊

脉虚，舌色虽勉强，面色晦滞异常，是有积瘀。衄则血郁于上，病本难治，延时一年余，则病渐深，其将来之传变为天白蚁①。

全当归三钱　桃仁三钱　制香附三钱　菟丝子三钱
红花钱半　大生地四钱　绵仲三钱　琥珀三分，研丸吞　丝
瓜络钱半

徐右　七月七日　二诊

脉好，舌质绛，苔糙，面色青黑处似乎略退，药后腹部觉跳动。因药力通其经络，故如此。

钗斛三钱　桃仁三钱　炙鳖甲钱半　红花钱半　大

---

① 天白蚁：病名。❶指咽喉病伴有鼻部糜烂者；❷泛指一切咽喉疾患出现伪膜者，都可称作天白蚁，包括白喉在内；❸即脑鸣；❹指喉癣经久失治，霉烂起腐，旁生小孔如蚁蛀蚀。预后多不良。

生地三钱　菟丝子三钱　绵仲三钱　丝瓜络钱半　归身
三钱

　　徐右　八月九日　三诊
　　色脉都安详。前患胸中不适及腹痛，现在都较好。
惟不能吃，此因溽暑之故。
　　鲜藿香钱半　赤白苓各三钱　滁菊钱半　银花三钱
茵陈一钱　钩尖三钱，后下　生熟苡仁各四钱　青皮一钱
生石决打，三钱　鲜荷梗一尺　藿香正气丸钱半，入煎

　　徐右　八月十三日　四诊
　　胃纳不香，尚有带，余恙都差，色脉亦平正，其
胃纳不香，当是气候太热之故。
　　绵仲炒，三钱　归身三钱　鲜藿香钱半　菟丝子三钱
细生地三钱　青陈皮一钱　琥珀四分，研九吞　钗斛三钱
赤白苓各三钱　焦谷芽三钱　制香附三钱　木香钱半

失眠

　　顾右　七月六日　初诊
　　患失眠，环唇阙庭均隐青色。肝胆上逆，血不下
行，是其症结。
　　乌犀尖一分半，磨冲　归身三钱　川连二分　钗斛三钱

沉香磨冲，一分半　煅龙齿三钱　茯神三钱　细生地三钱
薄荷后下，一钱　逍遥丸入煎，一钱　制香附三钱

　　顾右　七月八日　二诊
　　患失眠月余，日夜不得片刻寐。与中剂安神不效，大是奇事。舌苔光红，气上逆，前方决不误，再增加力量。
　　珍珠母六钱　沉香磨冲，二分　生白芍钱半　茯神三钱
乌犀尖二分，磨冲　鲜生地五钱　川连三分　归身三钱　薄
荷一钱，后下　钗斛三钱　猺桂心一分，研丸吞　绵仲三钱
陈阿胶炖烊后下，钱半

温病

　　郭左　七月七日　初诊
　　壮热，脉洪而弦，此弦脉是假象，是不足，不是有余。手掌热，是其证据，掌热虚也，病属暑温。不可汗，复不可攻，现在肠胃略有伤，须七日乃至十日，方能愈。须吃素。
　　白薇一钱　青蒿一钱　竹茹钱半　归身三钱　瓜蒌霜
钱半　牡蛎三钱　淡芩一钱　枳实一钱　赤白苓各三钱　鲜
藿香叶钱半　甘露消毒丹入煎，三钱　橘皮一钱

郭左　七月九日　二诊

暑温壮热未解。舌苔结，积未除，此不可攻，阳明经症，攻下往往误事，现在掌热略减，是好处，须勿再生枝节。

薄荷一钱　牡蛎三钱　枳实一钱　赤白苓各三钱　白薇一钱　淡芩一钱　知母钱半　竹茹钱半　茅根去心，三钱　鲜藿香叶钱半　甘露消毒丹三钱

郭左　七月十一日　三诊

热不见退，汗多，唇绛泛恶，舌苔颇见燥化，此病所以缠绵者，暑温夹湿。本易拖延，而此病病历亦有关系。

川连三分　仙半夏钱半　白薇一钱　赤白苓各三钱　瓜蒌霜钱半　淡芩一钱　牡蛎四钱　扁衣三钱　鲜藿香二钱　橘红络各一钱　竹茹钱半　建曲一钱　甘露消毒丹入煎，三钱　银花三钱　白蔻仁四分，研后下

温病

王右　七月七日　初诊

发热面色黑，舌苔花，气急，四肢肿。病不能动，是暑温夹湿之候。

白薇一钱　羌活四分　淡芩一钱　赤白苓各三钱　秦艽

钱半　藿梗一钱　竹茹钱半　防风炒，一钱　茵陈钱半　枳实
一钱　甘露消毒丹三钱，入煎　定痛小活络丹半粒，化服

王右　七月八日　二诊

舌苔剥，面色较昨为佳。手略能动，左手仍肿，脚亦肿，仍略气急，湿邪为患，主分利。

防风炒，一钱　桑枝三钱　木通八分　淡芩一钱　羌独
活各六分　木瓜三钱　细生地三钱　秦艽钱半　茵陈钱半
赤白苓各三钱　虎骨炙，三钱

便血

丁左　七月十日　初诊

脉软，唇舌血色都形不足，舌中心有裂纹，患便血，一年二三次发，候其色脉，向来肝郁甚深，血行不循常轨，内脏神经都硬化，便血症本难得除根，有肝郁症则更难。

细生地四钱　天麻三钱　制香附钱半　炙姜蚕一钱
藕节五个　钩尖三钱，后下　炒槐米四钱　钗斛三钱　生白
芍钱半　苦参子七粒，去壳用龙眼肉包紧，早起吞服，开水过，只服
一次不可多

丁左　七月十五日　二诊

便血略稀少，常感泛恶，脉软，舌苔抽心。心房病，小肠血，肝病亦重。

大生地四钱　钗斛四钱　牛角鳃三钱，打碎醋炙　归身四钱　炒槐米四钱　棕皮炭三钱　麦冬剖，三钱　制香附三钱，醋炒　茯神三钱　藕节五个

丁左　七月十九日　三诊

面尘，舌苔抽心而干，肝胃病甚深。据此舌色面色，即知其病未除。又况胸中感不适，是脏气未能平衡，病且再发，须认真调治，济以摄养。

钗斛三钱　橘络钱半　川贝三钱　陈阿胶钱半　麦冬三钱　归身三钱　大生地五钱　藕节五个　绵仲三钱　西洋参三钱　炒槐米三钱

丁左　七月卅一日　四诊

面色仍微尘，舌苔仍抽心，较前略润，此病甚深，极难料理，其吃紧处在血色素起变化。

钗斛三钱　枸杞三钱　大温中丸四分，入煎　绵仲三钱　炒槐米三钱，姜炒　蒺藜钱半　菟丝子三钱　鹿角霜钱半　防风八分　归身三钱　大生地三钱　天麻钱半

丁左　八月四日　五诊

脉软缓，却不甚和，面色亦总不平正，便血仍未

净除，舌苔抽心，常噫气，皆虚象。

江西子炒，一钱　归身三钱　蒺藜钱半　炒潞党钱半 炒槐米三钱　钩尖三钱　绵仲炒，三钱　川断一钱五分　防风一钱　菟丝子三钱　鹿角霜一钱五分　大温中丸四分，入煎

丁左　八月九日　六诊

舌苔抽心，血未全止，面色甚劣。此病吃紧处全在面色，面色不转，病总不除。

地榆炭一钱五分　牛角鰓炙，三钱　蒺藜二钱　棕皮炭三钱　炒荆防各五分　钩尖三钱　炒槐米三钱　炙芪一钱 绵仲炒，三钱

丁左　八月十六日　七诊

便血已止，面色渐转，舌苔抽心，脉尚勉强，但此病难得除根。

归身一两　天麦冬各一两　菟丝子一两　生熟地各一两 绵仲炒，一两　枸杞一两　炒槐米一两　鹿角霜六钱　蒺藜八钱　秦艽六钱　钩尖煎汤泛丸，一两　桑芽一两　炙芪六钱 牛角鰓刨片炙研，八钱　黄肉炙，四钱

上药研筛，用钩尖煎汤泛丸，每服三钱，早起食前服，盐汤下。

惊风

邵宝宝　七月十二日　初诊

惊厥瘈疭，两目一侧视，肺胀而喘，心肺并病，是惊风之重者。病已一礼拜，治之稍晚，尤难。

薄荷一钱，后下　赤白苓各三钱　杏仁三钱　辟瘟丹一分，研冲　川连二分　钩尖三钱　象川贝各三钱　甘露消毒丹入煎，钱半　银花二钱　橘红钱半　归身三钱　鲜藿香叶钱半　胆草一分

邵宝宝　七月十三日　二诊

瘈疭不已，目仍向一侧视，凡惊风最忌差后再发，此儿有先天症，尤其难治。

乌犀尖磨，半分　蝎尾一分　腰黄一分　胆草二分　元寸三厘　羚羊尖半分，磨　薄荷后下，一钱　蜈蚣去足炙，一节

再服药一次，上药分别研细，将胆草、薄荷筛过和入各种细药研匀，每次服一厘，用细生地煎汤吞服，每一点钟服药一次。

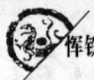

消渴

周左　七月十三日　初诊

外皮弗热，自觉胸脘热，口渴引饮，溺多溲白，头眩肢酸，神气不甚好，兼见耳鸣目钝，虽不见表证，却是表里并病，当是因溽暑伏湿上犯之故。虚甚难治。

生石决三钱　鲜生地五钱　滁菊一钱　苡仁四钱　银花二钱　生石膏钱半　天冬三钱　钩尖后下，四钱　西洋参另煎，一钱

周左　七月十五日　二诊

神气较好，仍目眊耳鸣，舌苔剥，脉颇平正，心肺无病。病在肝肾，肝为重。

生石决五钱　钩尖后下，四钱　天冬三钱　钗斛三钱　鲜生地六钱　淡竹叶钱半　苡仁六钱　生石膏三钱　滁菊钱半　西洋参另煎，钱半　石斛夜光丸五分，吞服

周左　七月十七日　三诊

仍目眊，溺白，并见种种衰弱症象。肝肾为病，其舌色甚不平正，症属下消，兼之湿邪上犯，难治。

滁菊钱半　天冬三钱　胆草泡汤代水，三分　钩尖三钱

鲜生地五钱　钗斛五钱　生蛤蜊壳打，一两　西洋参另煎，三钱　万全丹二分半，吞服

　　周左　七月十九日　四诊
　　溲较好，目仍眊，舌光无味蕾，神气似乎略好，下消症难治。得些微进步，不算数。
　　滁菊钱半　蛤蜊壳打，一两　天麦冬各三钱　桑芽三钱鲜生地五钱　钗斛三钱　西洋参另煎，三钱　钩尖三钱　胆草泡汤代水，三分　万全丹二分半，吞服

　　周左　七月廿五日　五诊
　　色脉神气都较好，目眊已差，小便仍有膏，下消症照例难愈。现在颇见机转，或有希望。
　　西洋参另煎，三钱　蛤蜊壳八钱　绵仲炒，三钱　天麦冬各三钱　钗斛三钱　菟丝子三钱　钩尖后下，三钱　鲜生地四钱　万全丹二分，吞服早晚各一次

　　周左　七月三十日　六诊
　　神气较前为佳，消症未全除。其大分因不能忌口之故。病甚重，幸勿轻视。
　　西洋参三钱　钩尖后下，三钱　鲜生地四钱　天冬三钱蛤蜊壳打，一两　钗斛三钱　玉烛钱半　莲须钱半　芡实三钱　万全丹二分半，吞服

周左 此人西医院禁饭、禁糖，久治不效，今愈　八月三日
七诊

面色甚好，舌苔光红，脉颇少气胃气，当是血虚
之故。

钗斛三钱　蛤蜊壳打，一两　芡实三钱　西洋参另煎，
三钱　归身三钱　天冬三钱　鲜生地四钱　莲须钱半　钩尖
后下，三钱　川贝三钱　桑芽三钱　万全丹吞服，二分

周左　八月六日　八诊

色脉都好，舌色略嫌光红，饮多溺多，不定是坏
处。精神恢复，则当须以时日。

钗斛三钱　蛤蜊壳打，八钱　鲜生地五钱　西洋参另煎
冲，三钱　桑芽二钱　菟丝子三钱　天冬三钱　钩尖三钱
覆盆子二钱　莲须钱半　万全丹吞，二分

泄泻

曹宝宝　七月十三日　初诊

神气好，患泄泻，舌苔结，所泻是水，此因积而
泻，感暑则转痢，若受凉亦转痢。慎之。

鲜藿香二钱　焦谷芽三钱　腹皮三钱　扁衣炒，三钱
枳实一钱　薄荷后下，一钱　建曲炒，一钱　竹茹钱半　赤
白苓各三钱　甘露消毒丹三钱，入煎

曹宝宝 七月十四日 二诊

结苔已化，泻不止，有微热，无汗，暑当与汗俱出，是宜解外。

薄荷一钱 白薇一钱 建曲炒，一钱 赤白苓各三钱 香薷三分 扁衣炒，三钱 木香钱半 银花钱半 伏龙肝一两，泡汤代水 甘露消毒丹三钱，入煎

另用辟瘟丹一粒，研碎置当脐，外盖清凉膏。

曹宝宝 七月十五日夜 三诊

热不解，今日三次泄泻，且呕，现在目眶下陷，脉溢出寸口，直至手掌，用攻泻之药过当，然后见此脉象，脏气受伤故也。同仁堂惊药，不知何物，观其仿单说明，必是甚猛之泻药无疑。合之现在脉症，均灼然可见，是有危险，即使渐愈，亦必拖延时日，因脏气既伤，恢复不易。

钗斛三钱 竹茹钱半 鲜藿香钱半 归身三钱 赤白苓各三钱 炒扁衣三钱 木香钱半 橘络钱半 薄荷后下，一钱 伏龙肝一两，煎汤代水 白薇一钱

闭经

蒋右 七月十四日 初诊

经阻，腹胀，腰酸，脚肿，脉滑而涩，心跳，面

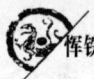

黄，环唇微隐青，有盗汗，经阻六个月，泻亦六个月。脉是孕，症是病，若是子宫瘤，则难。

滁菊钱半　草薢钱半　归身三钱　制香附三钱　牡蛎三钱　细生地三钱　二神丸钱半　茵陈钱半　茯神三钱　獭肝二分，研冲　绵仲炒，三钱

蒋右　七月十九日　二诊

经阻六个月，脉滑，面色晦滞，脚肿，面部亦肿，自觉腹胀心跳，据症情脉象，子宫心脏均有病。

麦冬三钱　扁衣炒，三钱　茯苓三钱　细生地三钱　芡实三钱　归身三钱　木香钱半　绵仲三钱　钗斛三钱　茵陈三钱　秦艽钱半

中风

陈左　七月十六日　初诊

偏中，面有风色，口眼都㖞，此是中毒性中风。虽是危险难治，仓猝无愈理，若能延二个月，至后杖而能行，已属万幸。

滁菊三钱　钗斛二钱　蝎尾去毒炙研，二分　独活一钱　钩尖四钱　枳实一钱　虎骨炙，四钱　归身四钱　桑枝五钱　竹茹钱半　天麻三钱　鲜生地四钱　回天丸一粒化服，自加另服　万全丹一分　瓜蒌霜一钱

陈左　七月廿一日　二诊

脉尚嫌硬。舌苔黄厚，肠中积甚多，背上发出之小瘰，是伏湿能外达，虽痛亦佳。头眩目眊，仍是热在上，当略攻大便，腑气通，则精神当较爽慧。勉强起床行动，当在一个半月之后，现在尚早。

乌犀尖磨冲，一分　天麻三钱　虎骨炙，三钱　鲜生地四钱　枳实一钱　独活一钱　钗斛三钱　秦艽钱半　牡蛎三钱　西洋参另煎，二钱　回天丸一粒，化服

陈左　七月廿四日　三诊

风病较前好许多，不但神志清楚，语言亦有伦次，是已出险。其二便全关食积。胃膨胀，不能动，以故躁烦不能寐。

枳实钱半　楂炭三钱　生锦纹八分　竹茹钱半　腹皮三钱　归身三钱　鲜生地四钱　炒车前三钱　钗斛三钱　回天丸一粒，化服

霍乱

严左　七月十九日　初诊

肌肤凉，汗出如沈①，泄泻无度，脚不良于行，

---

①　沈：汁水。

有筋抽掣，此霍乱也，须急治。

川连_{姜炒，三分}　制附片_{一钱}　橘红络_{各一钱}　厚朴_姜炒，三分　赤白苓_{各三钱}　牡蛎_{三钱}　木香_{钱半}　辟瘟丹_二粒，研碎冲服

严左　七月廿日　二诊

霍乱转筋之后，神色好，脚抽搐亦好。惟泄泻不止，恐其转痢。

木香_{钱半}　赤白苓_{各三钱}　银花_{钱半}　竹茹_{钱半}　鸡苏散_{三钱}　甘露消毒丹_{入煎，钱半}　枳实_{一钱}　鲜藿香_{钱半}扁衣_{炒，三钱}　建曲_{炒，一钱}　伏龙肝_{煎汤代水，一两}

温病

唐右　七月廿日　初诊

热病一个月。脘痛。初起是霍乱，现在有白㾦，掌热，神气极劣，手脚且战动，舌中心剥，是温病末传，兼有神经性者，难治。

鲜生地_{五钱}　竹茹_{一钱半}　银花_{一钱半}　川贝_{三钱}　花粉_{一钱}　钗斛_{四钱}　淡芩_{八分}　连翘_{三钱}　紫雪丹_{二分，分次冲}

唐右　七月廿一日　二诊

神气极劣，壮热，汗出如沈，气急，舌苔不化燥，脘闷异常。凡此症象，均不循常轨。难治。

钗斛三钱　川贝三钱　橘络一钱　甘露消毒丹三钱，入煎　白薇一钱　牡蛎四钱　淡芩一钱　银花一钱半　川连二分　竹茹一钱半

惊风

李宝宝　七月廿日　初诊

发热有起伏，十余日不解。泄泻泛恶，面色不正当，目光不正当。初起是暑温，现在已转属惊风，候其色脉，是柔痉一类，小孩才四个月，极难处理。

薄荷后下，一钱　蝎尾炙研冲，一分　细生地四钱　胆草二分　归身三钱　象川贝各三钱　辟瘟丹一粒，研分两次冲

李宝宝　七月廿一日　二诊

神气较正路，尚高热。其惊风则除，推拿恐不甚相宜。常太息，则其积在上。

枳实一钱　白薇一钱　赤白苓各三钱　竹茹钱半　薄荷后下，一钱　川贝三钱　鲜藿香一钱半　甘露消毒丹二钱，入煎　辟瘟丹半粒，研冲

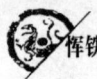

李宝宝　七月廿二日　三诊

热颇壮，头部无汗，舌质绛，渴引饮，表里均热，大约尚有三五日。

薄荷后下，一钱　连乔三钱　花粉一钱　白薇一钱　银花钱半　知母一钱　赤白苓各三钱　淡芩一钱　竹茹一钱半　枳实一钱　焦谷芽三钱　甘露消毒丹二钱，入煎

泄泻

吴左　七月廿一日　初诊

汗奇多，舌色不化热，腹痛泄泻，并欲呕不得。此当转痢，若发热，则是温病。势重且暴须急治之。

制小朴姜炒香，三分　牡蛎三钱　竹茹一钱半　鲜藿香二钱　木香一钱半　茵陈一钱半　白薇一钱　枳实一钱　佩兰三钱　甘露消毒丹入煎，三钱　辟瘟丹研冲，一粒

第二帖不用朴。

吴左　七月廿二日　二诊

汗略差，泻未止，肤凉，舌润，阳不足，当略温之。

吴萸三分　毕澄茄四分　归身三钱　木香一钱半　炒扁衣三钱　建曲炒，一钱　鲜藿香一钱半　牡蛎三钱　腹皮三钱　另用辟瘟丹一粒研碎置当脐，外盖清凉膏

吴左　七月廿三日　三诊

脉软，唇燥绛，泻止，仍脘闷，气上冲，是虚。

归身_{三钱}　仙半夏_{一钱}　苡仁_{四钱}　细生地_{三钱}　藿香_{一钱半}　芡实_{三钱}　瓜蒌霜_{一钱半}　牡蛎_{三钱}

厥证

陈三小姐　七月廿四日　初诊

忽发厥，病根在冲任，溽暑为之诱因，证属痫。而二七为天癸发育之时，此时发作，可以测知伏根之深远，一二月后，恐当再作，此病照例愈发愈频，除根为难。

归身_{三钱}　煅龙齿_{三钱}　薄荷_{后下，一钱半}　赤芍_{一钱半}　牡蛎_{三钱}　钗斛_{四钱}　细生地_{四钱}　当归龙荟丸_{四分，吞服}　至宝丹_{一粒，化服}

陈三小姐　七月廿六日　二诊

规矩权衡悉合，照例不致成痫症。是前次之昏瞀，当是流行性脑症之一类，不是痫。惟已届发育之年，天癸未至，是当以药促之。

川楝肉_{八分}　归身_{三钱}　蚕砂_{三钱，包}　细生地_{四钱}　延胡索_{炒，八分}　赤芍_{一钱半}　川连_{二分}　绵仲_{炒，三钱}　桃仁_{三钱}　丹参_{一钱}

杂病

邢左　七月二十五日

病年余。初起痢疾，继而脐旁结核，现在肌肉尽削，目光无神，舌无味蕾，脚不良于行，精神不爽慧，不能进食，二便有恶臭，胃败，推陈致新之作用全失。手指瞤动，言语昏瞀，是神经病、脑病、脐结核、肌肉削、腺体亦病。观病之来路与现在之病灶，症结在胃肠。现在挽救已晚，恐绵力无能为役，试可乃已。

白头翁酒洗，三钱　乌犀尖磨冲，一分　枳实一钱　焦谷芽一钱半　麦冬三钱　牡蛎三钱　霍石斛五分，另煎　竹茹钱半　川贝三钱　五味子三分　鲜生地四钱

温病

卜左　七月廿六日　初诊

舌苔白腻而润，热不清楚，略有汗，大便一星期不行，小腹胀硬异常，病属暑温。病历甚劣，有生命之险，幸而保全，恢复亦在一月之后。

鲜藿香一钱半　赤白苓各三钱　竹茹一钱半　煨木香一钱半　枳实一钱　楂炭三钱　腹皮三钱　薏仁五钱　甘露消

毒丹三钱

另用甘油锭塞肛门，每日一粒。

脑炎

徐宝宝　七月廿八日　初诊

病二星期，项反折三日，婴儿在七足月，此是脑脊髓膜炎症。一者病历不甚好，二者舌眸子黑子向下，此是脑水肿征兆。有此二者，则倍益难治。

薄荷后下，一钱　胆草酒炒，二分　蝎尾二分，去毒炙研冲分二次　乌犀尖二分，磨分二次冲　川贝三钱　天麻三钱　钗斛二钱　防风炒，一钱　细生地三钱

安脑丸二大粒，共六小粒，每次用二小粒化服，药分二次服，单用头剂，每次隔三点钟

徐宝宝　七月廿九日　二诊

目斗，面赤，头颅似乎放大，唇舌皆紫绛，血热如沸。项仍反折，病属万难，勉方尽其在我。

乌犀尖磨，一分　蜈蚣去毒炙，一节　胆草一钱　元寸五厘　蝎尾炙，一分　天麻一钱半　川连四分　珠粉三厘

上药分别研末，将粗药筛过，然后将细药并入研匀，每次用二挖耳之量，将后面所开煎汤过服。

鲜生地四钱　银花三钱　知母一钱　胆草二分　钗斛三钱　西瓜皮三钱　花粉一钱

上七味煎浓汁，每服二羹匙下药末一挖耳，大约一点钟一次。

温病

李宝宝　七月廿八日　初诊

温病溲多为重，所以然之故，心热逼水分下行，而邪不得解故也。

薄荷后下，一钱　知母一钱　鲜藿香一钱半　白薇一钱　淡芩一钱　橘皮一钱　竹茹一钱半　银花三钱　枳实八分　鲜生地四钱　西瓜皮三钱

李宝宝　七月廿九日　二诊

热未退，面形仍苦，溲略少，但不再生枝节便好。

银花三钱　防风炒，一钱　西瓜皮三钱　薄荷一钱　鲜藿香一钱半　淡芩一钱　白薇一钱　花粉一钱　枳实一钱　竹茹一钱半

李宝宝　七月卅一日　三诊

面形仍苦，尚有微热，此其重要之点，不在热而在积，积尽则热退。

枳实一钱　白薇一钱　焦谷芽三钱　竹茹一钱半　腹皮三钱　鲜藿香钱半　花粉一钱　连乔三钱　甘露消毒丹一钱，入煎

疳积

朱宝宝　七月廿九日　初诊

初起泄泻，由泄泻而转痢，由西药止痢而腹胀。现在大肉尽削，面肿无血色，索食无度，此即古人所谓除中。头常摇，目常瞬，疳积已成，难冀挽救。

生附子八分　江西子炒，一钱　钗斛三钱　乌犀尖磨冲，一分　茯苓三钱　生地黄三钱　新会皮一钱　蝎尾炙研冲，一分　姜半夏一钱

朱宝宝　七月卅日　二诊

腹胀而不拒按，瞬目不止。肉削疳积已成，本非仓猝可以取效。且此病病历甚劣，尤其难治。

赤白苓各三钱　腹皮三钱　木香一钱半　归身三钱　蝎尾去毒炙研冲，一分　钗斛三钱　大生地四钱　秦艽一钱　槟榔四分　自制蟾灰二厘，冲

造蟾灰法：用虾蟆一只剖腹去肠，什入连壳、砂仁七粒，将剖处缝好，外用黄泥调盐水包裹之，约泥

一寸厚，炭火上煅红，取出候冷，打碎将其中虾蟆灰取出研细，筛过加元寸三厘研匀，用好瓶储之，每用二厘，用煎药冲服。

朱宝宝　八月三日　三诊

面肿，腹胀，索食无度，是疳积。瞬目不已，兼见神经性，是疳积之重者。痢不可强止，本下红白冻，服西国药粉遽止，止后却见险症，是药粉杀之也。现在危险已甚，恐不能挽救。

木香一钱半　竹茹一钱半　钗斛三钱　焦麦芽三钱　枳实一钱　归身三钱　茯苓三钱　九味芦荟丸入煎，四分

腹痛

尤右　七月廿九日　初诊

经净，腹痛，骨楚，头眩，此因临经饮冷所致。胃家颇热，惟其热，所以嗜冷。醒时口臭，亦因此。既有寒热，当忌口。

薄荷后下，一钱　竹茹一钱半　花粉一钱　鲜生地五钱　荆防炒，各八分　淡芩一钱　秦艽一钱半　延胡炒，八分　知母一钱　桑枝三钱　川楝肉炒，八分　炙乳香去油，三分

另用阳和膏一张贴小腹。

尤右　七月卅一日　二诊

骨楚，小腹痛且胀，此是局部感寒，因其地位是冲任，冲任病则异常乏力，其实无妨。

延胡炒，八分　归身三钱　制香附三钱　白薇一钱　川楝肉炒，八分　木香一钱半　炒荆防各八分　秦艽一钱半　鲜藿香一钱半　牡蛎三钱

烂喉痧

陆左曾服石膏八钱、犀黄五分、羚羊三分　七月卅日初诊

病九日。初起发猩红热，见才一日遽隐。前日热度较常为低，今日壮热，手舞足蹈，谵语如狂。现在脉象未变，面色呼吸尚未见败象，病历却不甚好。舌苔前半绛燥，有横裂纹，后半黄甚厚糙而不匀，胃中无液，其热如炙，起落太盛，脏气已乱。此当安绥抗暴，持以镇静，否则歧路之中，更有歧路。

鲜生地六钱　薄荷后下，一钱　知母一钱半　钗斛四钱乌犀尖磨冲，一分　竹茹一钱半　胆草二分　银花三钱　梨汁一酒盅冲　西瓜皮四钱　紫雪丹一分，冲　香薷三分　麦冬三钱

温病

张左　七月卅日　初诊

病十四日。高热至百零四或零六度。见鼻扇气急，肋膜痛，腹膜痛，溲短赤，色如红茶，下午热甚，入夜谵语，并见呃逆。自言神志不清楚，舌苔厚腻，脉软弱异常，汗出如濯。按此是暑温夹食，阳明经腑并见之后，其气急鼻扇，肋膜痛，乃兼见之肺病。重要之点甚多。肺症固属棘手，汗多，尤其吃紧。衡量病情，其心囊必聚水，肋膜、腹膜内、肾均有炎肿意。呃逆亦吃紧，乃肠胃不通所致，是因积而呃。因有积，故晚间热高。头脑为高热所炙，故谵语。而正气虚甚，此积不可攻，攻则病随药变，故是难治。然此种种，并非败象，谨慎将事，希望正多。

白薇一钱　枳实一钱　焦谷芽三钱　鲜藿香一钱半　薄荷后下，一钱　竹茹一钱半　腹皮一钱　赤白苓各三钱　鲜生地三钱　杏仁三钱　川贝三钱　淡芩一钱　甘露消毒丹二钱，入煎

温病

苏州出诊**叶宝宝** 八月一日 初诊

发热作阵，退不清楚，已十八日。近三日，较前稍甚，神气脉象尚好，惟平日秉赋弱，大便约，而常苦脚肿，现在患热疖甚多，病属暑温。假使平时不晒太阳，决不患疖，既患疖，其受暑证据极为显明，又发热照例不宜多吃，因肌表有热，则消化不良。停积则热不肯退，积在胃，不在肠，则舌上无苔，凡如此者，不可攻，只宜消导。

白薇一钱 竹茹一钱半 腹皮三钱 鲜藿香一钱半 甘露消毒丹一钱半，如无此丹，用辰砂益元散一钱半，代之入煎 枳实一钱 焦谷芽三钱 银花一钱半 薄荷后下，一钱

苏州**叶宝宝** 八月二日 二诊

今早热较高，面色稍嫌黄暗，发热久不退。所以如此，暑温与伤寒异治，不得发汗，复不可攻下，所以必须一候或两候。其余病情，详前方，节食为先务。

银花三钱 腹皮一钱 楂炭三钱 鲜藿香钱半 白薇一钱 枳实一钱 归身三钱 瓜蒌三钱 川贝三钱 竹茹一钱半 焦谷芽三钱 知母一钱 辰砂益元散三钱，包

叶宝宝　八月五日　改方苏州

热尚未退，此与热疖有关，大便不得，当略通之。改方如下：

白薇一钱　银花二钱　竹茹一钱半　青蒿一钱　六一散三钱　枳实一钱　焦麦芽三钱　郁李仁三钱　麻仁三钱　甘露消毒丹三钱

药后当腹鸣，如一剂不大便，速服二剂、三剂，当有大便，便后、热退后均当换药。

痹证

梁左　八月三日　初诊

脉缓软沉速，无热象，亦无虚象，左腿腰膝部均痛，有筋扎结，卧不能伸，立则偻。初起暑温夹湿症，现在热退，却有此局部症象，是着痹，是风湿，不是内风，衡量症象，以外治较有力量。

归身三钱　木瓜一钱半　虎胫骨炙，三钱　钗斛三钱　丝瓜络一钱半　炙乳香去油，三分　桑枝五钱　独活八分　制香附三钱　回天丸半粒，化服

外治药

制川乌一钱半　炒荆防各三钱　羌独活各三钱　细辛四分　炙乳没各一钱半　艾叶六钱

上药研（艾叶除外）筛去粗，用洋纱一方平铺药

末其上，铺艾叶于药末之上，再略铺薄棉于艾叶之上，另用布一方加于薄棉之上，密密缝之勿移药末。将药末一边着肉，棉花一边向外，外用热水袋熨之，须自上向下渐渐移动。每次熨一两时，每日三四次，药末是干的，勿潮水。

　　梁左　八月五日　二诊

　　脉起落不甚宽，膝部痛处下移，外熨药嫌温，以故熨则渴。现在情形，深虑腿膝生痈。

　　归身三钱　桑枝三钱　细生地四钱　钗斛三钱　木瓜三钱　丝瓜络五钱　冬瓜子三钱　蒲公英钱半　怀膝二钱　醒消丸一钱，吞服

　　梁左　八月七日　三诊

　　色脉都平正，可以不致生痈。惟舌色未化，苔厚色白，此胃中有湿滞，所以胃口不好。胃不和，则不能寐。痛已略减，即是机转，但勿创脏气，不致再剧。

　　枳实一钱　冬瓜子五钱　焦谷芽四钱　竹茹一钱半　细生地钱半　桑枝三钱　怀膝二钱　木瓜三钱　丝瓜络一钱半　防风炒，一钱　炙乳没各四分　赤白苓各三钱　归身三钱　钗斛三钱　秦艽二钱

　　梁左　八月十日　四诊

酸痛处全在腿部较前，略下移。脉无恙，而膝脚冷，舌苔不化，有寒湿症象，胃口亦不好。是可逼之下行，酸痛移至膝以下，则较易处理。

吴萸六分　木瓜三钱　怀膝一钱半　松节六分　槟榔六分　赤白苓各三钱　秦艽钱半　桑枝三钱　天麻三钱　独活一钱　防风炒，一钱　归身三钱　老苏梗一钱　白薇一钱

第十期

遗尿

费老先生　八月六日　初诊

面部肌肉不削，而两脚不能行，遗溺不能自禁，痰多，有时神志不清楚，其病在肾腺，由数十年积劳而然，病只居十之二三，其大半是衰老，以故无健全治法。

西洋参三钱　绵仲炒，三钱　川贝三钱　秦艽一钱五分钗斛三钱　菟丝子三钱　牡蛎三钱　苁蓉三钱　防风炒，一钱　獭肝二分，研去粗冲　万全丹一分，吞

费先生　八月七日　二诊

脉洪，神志不清楚，牙关劲强，呼吸微咽，此种见症，都不妥当，热壮，掌热如炙，是虚热。本来有下消症，未除。昨日勉强出外就医，归后脚不能动，此非因药，是因脱力。现在却有危险，照此脉症，旦夕人耳。

西洋参另煎，三钱　天麦冬各三钱　蛤蚧尾六分，炙研冲

289

竹沥冲，一两　钗斛三钱　牡蛎三钱　川贝三钱　至宝丹半
粒，研冲

　　费先生　八月十七日　三诊
　　神气脉象尚勉强，惟便溺不自禁，神气不清楚为
多，易怒是有余之假象，正是虚极之故。
　　太子参另煎，一钱　蛤蚧尾炙研冲，六分　菟丝子三钱
天麦冬各三钱　绵仲炒，三钱　枸杞三钱　生蛤蜊壳八钱
钗斛三钱　西洋参另煎，钱半　制香附二钱　江西子炒，一
钱　钩尖三钱

杂病

　　吴右　八月六日　初诊
　　色脉尚平正，面肿手脚肿，腰酸多带，心悸头眩，
肝肾为病，症结是虚，仓猝难得取效。
　　绵仲三钱　钗斛三钱　茯苓神各三钱　菟丝子三钱
麦冬三钱　龟龄集二分　枸杞三钱　制香附三钱　佛手钱半

　　吴右　八月十三日　二诊
　　颇见热象，其热在肾。面肿，肿在上，虚在下，
虚亦在肾，以故腰腿均酸，腰腿肾之领域。温药尚在
可商之列。

天冬三钱　川棟肉炒，八分　制香附三钱　绵仲炒，三钱　钗斛三钱　细生地四钱　菟丝子三钱　木香钱半　滁菊钱半　钩尖后下三钱　桑枝四钱

吴右　八月廿日　三诊

脉缓甚，脉波圆而软，不应指，面肿腰酸脚软，心房弱而肿，故如此。心肾皆病，肝亦病，心为甚。

麦冬三钱　绵仲炒，三钱　陈阿胶炖烊后下，钱半　五味子四分　菟丝子三钱　钗斛三钱　人参须另煎，钱半　枸杞三钱　归身三钱　佛手钱半

吴右　八月廿四日　四诊

脉已湛，因当是生脉散之效。面部尚肿，溲臭，腰间拘急，是当分别治之。

麦冬三钱　赤猪苓各三钱　枸杞三钱　五味子四分　萆薢三钱　绵仲三钱，炒　人参须钱半　木通一钱　菟丝子三钱　细生地四钱　川贝三钱　佛手钱半　归身三钱

吴右　八月廿七日　五诊

脉缓，面肿，心热，舌面黑，腰酸略减，带仍多，病情无起色，内脏有伤。

麦冬三钱　人参须另煎，钱半　萆薢钱半　五味子四分　牡蛎三钱　细生地三钱　归身三钱　钗斛三钱　莲须钱半　萸肉炙，六分

温病

裴官官　八月八日　初诊

暑温五日，曾衄。现在略有谵语，手掌微热，脘腹都痛，拒按，上膈痛尤甚，神气形不足，并不泻而舌边光，是外感郁不得达之证。上膈痛是寒，脘腹痛是积，在阳明经不可攻。掌热是虚，暑温兼虚，照例复不可汗。勿创其脏气，病尚在可愈之列。

白薇一钱　竹茹钱半　瓜蒌霜钱半　归身三钱　薄荷一钱，后下　枳实一钱　川贝三钱　橘红一钱　鲜藿香钱半　楂炭三钱　腹皮三钱　炙苏子三钱

裴官官　八月十一日　二诊

舌质绛，颇见化燥症象。小便清长，大便硬，量多，均佳，热未清，但慎食，勿生枝节，一二日可退。颇虚，宜维持正气。

归身三钱　知母一钱　银花二钱　细生地三钱　川贝三钱　赤白苓各三钱　花粉一钱　鲜藿香钱半　荷梗一尺　益元散三钱，包

裴官官　八月廿四日　三诊

舌糙，质绛，热退不清，暑温都有如此者，其所

以不清之故，是积。积在胃，攻之适增剧，正当治法。一面消导，一面慎食。

银花三钱　淡芩一钱　西瓜皮三钱　竹茹钱半　花粉一钱　鲜藿香钱半　枳实一钱　知母一钱　钗斛三钱

小产

郭奶奶　八月九日　初诊

二个半月小产。现在二十七日，色脉平正，神气安详，惟下血不止，自觉气坠，旧有赤带。现在胃口尚好，恐是心潮，寐不安，坐起头眩，皆血少之故。不发热，汗多，脉缓，可知无外感，是当补。平时不引饮，是寒湿体，大温药当然不宜，病无妨。

大生地三钱　绵仲炒，三钱　枸杞三钱　川断钱半　归身三钱　菟丝子三钱　茯神三钱　牡蛎三钱　陈阿胶二钱，蛤粉炒后下　艾叶五分　佛手钱半　川芎四分，酒炒　玉液金丹一粒，化服

郭右　八月十三日　二诊

小产已一月，血不止，有气下坠，血多则胀闷，自觉下半身重，此是气虚之症。脉舌尚平正，汗多则心房亦弱，必须止之。血色黑，不定是瘀，静脉血照例不鲜明。血多则胀，可知是虚胀。

牡蛎三钱　麦冬三钱　牛角鳃三钱，打碎酒炙　五味子

三分　大生地四钱　归身三钱　炙芪一钱　制香附三钱，醋炒　艾叶四分　陈阿胶钱半，蛤粉炒　生白芍钱半

郭右　八月十五日　三诊

血来作阵，今日上午较好，下午又甚，症情确是崩漏。以故见血则下半身重，而眉间作胀，胸闷是客气，补反不闷，虚故也。

熟地四钱　归身三钱　茯神三钱　佛手钱半　砂仁八分，研后下　炙芪钱半　制香附三钱，醋炒　绵仲三钱，炒　菟丝子三钱　棕皮炭三钱　牡蛎三钱　鹿角霜钱半　枸杞三钱

郭右　八月十七日　四诊

血未净，仍头眩，卵巢部分仍胀，因有血之故，寐中心神不甚宁。比较前二日，诸恙均见差减，脉亦较好。现在完全是虚弱方面事，前方嫌轻。

江西子一钱，炒　钗斛三钱　炙芪钱半　太子参另煎，钱半　生熟地各三钱　棕皮炭三钱　牛角䚡三钱，打碎炙　制香附钱半，醋炒　绵仲三钱，炒　砂仁六分　玉液金丹一粒，药化服

肾病

蒋左　八月九日　初诊

脉浮，至数不清楚，面色黝黑，面部浮肿，手脚

亦肿，气急，发热，汗多，痰亦多，耳聋，肺肾并病，肝胆亦病，肾病为重。据此色脉，不测在旦夕间，恐不易挽救。据面色是中毒性，因此更难治。

茵陈三钱　海金沙三钱　萆薢三钱　赤豆二两，泡汤代水　青蒿一钱　归身四钱　白薇一钱　细生地四钱　木通一钱　天冬三钱　蛤蚧尾六分，炙研冲

蒋左　八月十一日　二诊

面黑略退，脉较有次序，病略差，不算机转，尚未出险。

茵陈钱半　车前钱半　细生地三钱　萆薢钱半　木通一钱　牡蛎三钱　天冬三钱　蛤蚧六分，炙研冲　杏仁三钱　海金沙钱半　万全丹二分　炙苏子三钱

温病

印左　八月十日　初诊

热起伏，早轻夜重，汗多，舌质绛，此正式暑温。不吐不泻，病尚在可治之例，须慎调护。

白薇一钱　鲜藿香钱半　淡芩一钱　薄荷一钱，后下枳实一钱　竹茹钱半　牡蛎三钱　腹皮三钱　楂炭三钱　银花三钱　甘露消毒丹三钱，入煎

印左　八月十三日　二诊

热间歇而作，神气脉象都尚好，此等最是延长，须吃净素。

白薇一钱　银花三钱　花粉一钱　薄荷后下，一钱　知母一钱　茅根去心，三钱　淡芩一钱　竹茹钱半　鲜藿香钱半　牡蛎三钱　甘露消毒丹入煎，钱半

印左　八月十七日　三诊

热仍起伏，不过退净时候尚能清楚，仍是暑温，欲速不得。

白薇一钱　竹茹钱半　青蒿一钱　枳实一钱　牡蛎三钱　鲜藿香一钱　浮小麦四钱　赤白苓各三钱　甘露消毒丹入煎，钱半

印左　八月廿日　四诊

左脉弦，热较退，仍未清，面色则亮，余无他，还须吃素。

薄荷一钱，后下　青蒿一钱　牡蛎三钱　白薇一钱　归身三钱　浮小麦四钱　赤白苓各三钱　鲜藿香钱半　西瓜皮三钱　花粉一钱　知母一钱　甘露消毒丹入煎，钱半

印左　八月廿三日　五诊

脉数，寒热退，腹痛，大便不实，恐其转痢。

腹皮三钱　赤白苓各三钱　鲜藿香钱半　木香钱半

梗通八分　扁衣炒，三钱　竹茹钱半　建曲一钱，炒　枳实一钱

印左　八月廿五日　六诊

热退，泻止，别无所苦，是病除。舌光红，疲乏，乃题中应有之义。

归身三钱　赤白苓各三钱　橘皮一钱　细生地三钱江西子一钱，炒　钗斛三钱　秦艽钱半

印左　八月廿七日　七诊

热起伏不清楚，色脉都好，舌色仍不平正，感风则发，劳乏则发，进油腻亦发，此因有伏暑之故。心急不得。

银花钱半　竹茹钱半　赤白苓各三钱　薄荷一钱　枳实一钱　秦艽钱半　白薇一钱　鲜藿香钱半　牡蛎三钱

吐血

胡小姐　八月十一日　初诊

本来冲任有瘀。从前胸部曾受伤。近来又曾倾跌，第一二次吐血，不定有何关系，第三次至于面白气急，是肺气已伤，关系极为重要。

炒黑荆芥五分　侧柏炭钱半　归身三钱　淡秋石后下，

三分　茜根炭三钱　七厘散冲，一分　细生地五钱　桑枝钱半　花蕊石煅研飞，二钱　老三七一分，冲服　五胆墨汁冲半酒盅

胡小姐　八月十三日　二诊

血止，色脉都好，亦别无所苦，惟痰多，此亦代偿作用。因失血多，故有此证象，宜略补。

麦冬三钱　绵仲炒，三钱　橘白络各一钱　五味子三分　菟丝子三钱　归身三钱　人参须另煎，一钱　陈阿胶钱半，炖烊后下　细生地四钱　制香附三钱

小产

李右　八月十二日　初诊

四个月小产，十二日血崩不止。面色黄暗，舌苔抽心，脉不安详，见头空痛，腰背腿膝都酸，而又心跳，此有危险。凡小产胎下后血多为崩，失血太多，虚甚，际此溽暑，虚则容易感暑，感风寒，正副病因相乘，则病复杂而难治。

归身三钱　茯神三钱　陈阿胶蒲黄炒后下，钱半　延胡六分　麦冬三钱　艾叶四分　川断钱半　秦艽钱半　细生地四钱　炒荆芥六分　白薇一钱

李右　八月十四日　二诊

小产后血崩，止后复行。右脉责责然无胃气，目光甚不安详，常瞬睫，失血过多，当作痉，痉则难治。

炒荆防各七分　棕皮炭三钱　川断三钱　牛角腮三钱，打碎炙　归身三钱　茯神三钱　大生地四钱　绵仲炒，三钱　钩尖三钱　陈阿胶蒲黄炒，钱半　艾叶四分　醋炒制香附一钱半

李右　八月十四日　三诊

舌苔花，口唇光红，仍瞬睫，血虽止，体气太虚。闷是客气，小有劳倦，可以再崩。

归身三钱　绵仲三钱，炒　枸杞三钱　大生地三钱　菟丝子三钱　棕皮炭三钱　牛角腮三钱，打碎炙　钩尖三钱　艾叶四分　阿胶三钱，蒲黄炒　钗斛三钱　川断钱半　醋炒制香附三钱

李右　八月十八日　四诊

血虚，则客气易动，动气则不能摄血。崩漏乍愈，遽值拂逆，照例当再崩。今脉象尚好，脏气未动，惟舌色鲜明，大便泄泻，此肝逆，胃肠当其衡。旧说所谓肝乘脾者是也。

钗斛三钱　制香附三钱　菟丝子三钱　茯神三钱　归身三钱　绵仲炒，三钱　佐金丸三分，吞服　细生地四钱

杂病

俞右　八月十二日　初诊

发热形寒，继以厥晕。引饮无度，脉微而涩，舌质紫绛，心房弱而冲任有瘀，其寒热是感寒，当从伏暑治。其厥晕是肝逆，小腹积瘀甚确。大病之后，失于调养，虚甚，虽有瘀，不能攻。现在尚勉强可以挽救，然而不免大费周折。

滁菊_{钱半}　归身_{三钱}　青蒿_{一钱}　花粉_{一钱}　红花_{一钱半}　白薇_{一钱}　常山_{四分}　细生地_{三钱}　丹参_{一钱}　制香附_{三钱}　银花_{三钱}　鲜藿香_{一钱半}　回天丸_{半粒，化服}

十三日改方加荆防_{炒，各八分}、葛根_{一钱}、牡蛎_{三钱}、辟瘟丹_{化服半粒}，去青蒿、回天丸。

俞右　八月十五日　二诊

舌苔厚腻，舌质微隐黑，心馋，觉热，不能食，手掌微热，脉甚微，汗颇多，渴甚而龈肿，神色尚好，幸无表热，谨慎调护，尚不难恢复。

钗斛_{三钱}　生石膏_{一钱半}　竹茹_{一钱半}　细生地_{四钱}　归身_{三钱}　钩尖_{三钱，后下}　枳实_{一钱}　焦麦芽_{三钱}　赤白苓_{各三钱}　牡蛎_{三钱}　瓜蒌霜_{一钱}

肺病

施小姐　八月十三日　初诊

咳嗽久不愈，掌热，盗汗，肌肉尽削，此属童劳。其肺已萎，难治。

炙紫菀一钱　象贝三钱　杏仁三钱　归身三钱　炙款冬一钱　獭肝二分，研去粗冲　炙桑皮一钱半

施小姐　八月十六日　二诊

面肿似乎略好，盗汗亦略好，但病甚深，虽略好，还是不好。途程太远，当服药五六十剂，然后有效果可言。

归身三钱　麦冬三钱　桑皮炙，一钱　钗斛三钱　五味子三分　杏仁三钱　炙紫菀一钱　橘红一钱　獭肝二分，研去粗冲

恶露不绝

荣右　八月十四日　初诊

脉舌尚平正，面色不甚好，眼下渐肿，鼻中及人王部均微隐青色，产后一个月，恶露未净，有时腹痛，

是有瘀。但此瘀不能攻，只宜维持正气，使生活力自然驱逐之，是为最健全治法。

全当归三钱　细生地四钱　川楝肉炒，八分　赤白芍各一钱半　延胡炒，八分　茯苓神各三钱　炒绵仲三钱　炒防风八分　陈阿胶一钱半，蛤粉炒后下　玉液金丹一粒，化服

荣右　八月十七日　二诊

不耐劳是虚。产后一个月，虚属题中应有之义，便约是积，故舌根有厚苔，此无关紧要，不必攻。

西洋参三钱，另煎　枳实一钱　大生地五钱　钗斛三钱　竹茹一钱半　归身三钱　绵仲三钱，炒　菟丝子三钱　炙芪一钱半　滁菊一钱半　腹皮三钱　制香附一钱半

荣奶奶　八月廿日　三诊

仍头眩，手脚略肿，大便不行，舌根苔厚。

西洋参三钱，另煎　枳实一钱　腹皮三钱　滁菊二钱　竹茹一钱半　杜仲炒，三钱　钩尖三钱　瓜蒌三钱　菟丝子三钱　桑芽三钱　秦艽一钱半　蒺藜一钱半　归身三钱

荣右　八月廿六日　四诊

仍头眩，手脚亦仍肿，脉舌较前为佳，眼花脘痛，心嘈腰酸，当是衰弱性。现在产后四十日，是心嘈发肿，均因血少之故。

归身三钱　钩尖三钱，后下　赤白苓各三钱　麦冬三钱

桑芽三钱　细生地三钱　煅龙齿三钱　茯神三钱　木通一钱
萆薢一钱半　绵仲炒，三钱

温病

朱右　八月十四日　初诊

大肉尽削，气喘不止，每日发热，时间甚长，如此衰弱而寒热仍大起大落，可谓病不因正衰，是即古人所谓阴阳交。凡如此者，难治。现在虽逐日发疟，苦于不能从疟治，只得勉强维持正气，照例治疟亦不应也。

钗解三钱　牡蛎三钱　獭肝一分，研冲去粗　细生地三钱　紫菀炙，一钱半　北沙参三钱　归身三钱　川贝三钱　杏仁三钱　佛手钱半　常山三分

朱右　八月十八日　二诊

脏气均枯竭，败象不止一端，无药可以取效。前方无细微效力，亦意中事。此种只有预推测日期，更无治疗方法可言。

西洋参三钱，另煎　麦冬三钱　浮小麦五钱　钗斛三钱　细生地三钱　糯稻根须一钱半　牡蛎三钱　川贝三钱

肾病

黄右　八月十七日　初诊

舌苔花，目光少神，微嫌暗，此属肾亏有湿。肾病累及肝肠则胃痛，湿下注则为带，候其色脉，向来湿胜。虽行动如常，病颇深，血分亦不清楚。

钗斛三钱　制香附三钱　萆薢一钱半　桑枝钱半　归身三钱　木香一钱半　琥珀四分,研丸吞　川楝肉八分,炒　莲须一钱半　秦艽一钱半　万全丹二分,吞服

黄右　八月廿日　二诊

舌中心脱皮，肝胃病甚深。胸脘闷，呼吸促，脉软，见咳嗽腰腹痛，多带，汗多，头绪颇繁复，根治为难。

钗斛三钱　归身三钱　细生地三钱　绵仲三钱,炒　木香一钱半　萆薢一钱半　琥珀四分,研丸吞　莲须一钱半　制香附三钱　象贝三钱　杏仁三钱　麦冬三钱

泄泻

马宝宝　八月廿二日　初诊

额汗肢凉，大便一日七八次，作青绿色，愈后再

复。现在粪黄，面色形不邑，舌质绛，苔剥而呕，脾胃均坏，难治。

炒扁衣三钱　焦谷芽三钱　赤白苓各三钱　炒建曲一钱　木香一钱五分　归身三钱　二神丸一钱　腹皮三钱

马宝宝　八月廿三日　二诊

面色形不足，大便泄泻，一日七八次，夜间不能安寐，脾胃均虚，但不可温。

木香一钱半　炒建曲一钱　腹皮三钱　炒扁衣三钱　焦谷芽三钱　赤白苓各三钱　木通一钱　归身三钱　竹茹一钱　芡实三钱　伏龙肝一两，煎汤代水　鲜藿香一钱

马宝宝　八月廿五日　三诊

不发热，但泻，后重便是痢，不必见红白冻。

白头翁三钱，酒洗　枳实一钱　腹皮三钱　木香钱半　竹茹钱半　焦谷芽三钱　油当归三钱　楂炭三钱　赤白苓各三钱

肝气病

潘右　八月廿三日　初诊

肝气病。因打针而发热。脉滑数，左大右小，手掌亦热，且形寒，当略事疏解，然后可治本病。

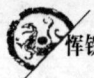

炒荆防各八分　逍遥丸一钱　秦艽一钱五分　白薇一钱
细生地三钱　鲜藿香一钱五分　归身三钱　赤白苓各三钱
佛手一钱五分　制香附三钱

潘右　八月廿五日　二诊

舌面剥处甚大，硬物不能吃，脘痛，临月较甚，病在肝胃冲任。

制香附三钱　关虎肚炒香，一钱　归身三钱　钗斛三钱
炙乳没各三分，去油　炒延胡六分　川楝肉炒，六分　木香
一钱　青皮一钱　自加丙种宝月丹二小粒，吞服

温病

陈右　八月廿三日　初诊

热甚壮，脉洪数，舌质绛，苔微剥，面赤有汗，手冷骨楚，病势颇不轻，是新凉伏暑为患，在理可以取效。腹鸣恐其转痢，如其痢，却不妥当，亟予退热，兼事分利。

建曲一钱　归身三钱　枳实一钱　川连三分　白薇一钱
橘皮一钱半　茵陈一钱　炒防风一钱　竹茹钱半　淡芩一钱
葛根一钱　鲜藿香钱半　赤白苓各三钱　羌活四分　秦艽钱
半　瓜蒌霜钱半　仙半夏一钱

陈右　八月廿四日　二诊

舌根无苔，面色棕红，脉起落仍不清楚。唾不如昨日之爽，病情仍在危险之中，此病本来血分不清，格外难治。

鲜藿香三钱五　海金沙二钱　赤白苓各三钱　归身三钱
瓜蒌霜三钱　青陈皮各一钱　琥珀四分，研丸吞　萆薢三钱
白薇一钱　细生地三钱　自加徙薪丹二分

风湿发疹

盛官官　八月廿三日　初诊

发热三日，遍身见红点，作痒，汗与溲都有，便约，色脉尚可按。痧子必漏风然后痒，且必胸口先见，又胸脘必闷。今不尔，只算风湿发疹，其红点从脚上起，渐渐上行，此当抑之向下。

白薇一钱　焦谷芽三钱　赤猪苓各三钱　竹茹一钱
腹皮三钱　甘露消毒丹一钱　枳实一钱　鲜藿香一钱　鲜佩兰三钱

盛官官　八月廿十日　二诊

热退，脉静，别无所苦。现在惟汗太多，还须慎食。因大便不实，恐其泻也。

归身三钱　牡蛎三钱　炒扁衣三钱　芡实三钱　茯苓

三钱　浮小麦五钱　炒建曲三钱　苡仁五钱　钗斛三钱

痹证

徐左　八月廿四日　初诊

舌苔不匀，露底，面色黑，是患骨痛。初起不良于行，近来较好。咳嗽则肋痛。血分不清，湿邪入络，渐渐上行，肺亦受病，治不如法。其病日深，将来有后患。

天麻三钱　萆薢钱半　琥珀四分　徙薪丹吞服，二分　独活一钱　杏仁三钱　木瓜二钱　秦艽一钱半　桑枝三钱　赤白苓各三钱　归身三钱

徐左　二诊　八月廿七日

面上风色奇重，患骨痛。现在腰痛，为势甚剧，且有微热，热是新凉伏暑，与向来之伏湿为两件事。

白薇一钱　竹茹一钱　羌活五分　青蒿一钱　枳实一钱　防风一钱　淡芩一钱　秦艽钱半　归身三钱　车前一钱半　赤白苓各三钱

另外治方

羌独活各三钱　乳没药各一钱　艾叶五钱　荆防各三钱　细辛三分

上药研粗末，布包缚患处。

肾病

罗左　八月三十一日　初诊

脉无胃气，面色黑，脚肿，舌色大不平正，质绛苔剥，此属肾病，兼有中毒性伏湿。倘烂脚，则其病可愈，否则有大危险，湿无出路故也。

炒黄柏四分　茯苓神各三钱　天冬三钱　炒车前二钱钗斛三钱　生熟薏仁四钱　萆薢三钱　归身三钱　松节三分

罗左　九月四日　二诊

曾经西医治两星期，又经中医吃附桂等。

伏湿阴黄，得黄柏松节。本来便约，药后泄泻至十余次之多。面色已亮，病略见机转，惟舌色鲜明，病程尚远。

吴萸二分　木瓜一钱半　薏仁三钱　炒黄柏三分　槟榔三分　防己四分　归身三钱　徒薪丹二分，吞服　松节二分　秦艽一钱半　炒绵仲三钱

罗左　九月七日　三诊

阴黄伏湿，舌色鲜明，面部微肿，均属虚象。年事稍多，脏气已坏，难治。

萆薢一钱半　炒黄柏四分　生薏仁六钱　茵陈一钱半

松节四分　天冬三钱　归身三钱　木瓜三钱　炒绵仲三钱
赤白苓各三钱　徙薪丹二分，吞服　秦艽一钱　菟丝子三钱

痢疾

　　田右　九月四日　初诊
　　新凉伏暑为患，汗多壮热，下痢一日七八次，腹痛，有时神志不清楚，舌苔黄糙，舌中心一块剥，症情甚不廉，调护尤当注意。
　　青蒿一钱　牡蛎三钱　木香一钱半　川连炭二分　白薇一钱　煨葛根八分　秦艽一钱半　薄荷一钱，后下　酒洗白头翁三钱　油当归三钱　枳实导滞丸一钱

　　田右　九月五日　二诊
　　舌中心一块剥，剥处四围，舌苔薄砌，此是虚症。动则汗出，亦是虚。下痢红紫色，腹痛后重，次数虽不多，病不廉，脉尚可，神气亦不妥当，热虽退，尚未可乐观。
　　钗斛二钱　木香二钱　川连二分　川连炭二钱　生白芍三钱　楂炭二钱　白头翁四钱　大生地四钱　没食子四分　牡蛎三分　油当归四钱　钩尖三钱　腹皮三钱　杏仁三钱

　　田右　九月八日　三诊
　　今日神气甚好。痢仍未除，腹痛后重。舌中心剥

更较大，脘闷面肿，旧有胃病。现在虚实互见，不攻则病不愈，延久则虚益甚，是当酌量攻之。

木香钱半　大生地四钱　炒白芍三钱　酒洗白头翁三钱　川连炭二分　枳实导滞丸入煎，六分　油当归三钱　牡蛎三钱　钗斛三钱

虚劳

王右　九月四日　初诊

面色黝然而黑，舌干苔粗，中剥，完全无液，唇色隐黑，脉数无胃气，五脏病症悉见。而病后经独能调，是此病之重心不在肝肾，而在肝胃。舌根微苦是胆，所以头常眩，因胆气上逆之故。舌面前半觉甜，是肝糖横溢之故，阴分虚竭。若认甜为湿，恣用燥药则涸其阴，黄亦是胆病，败象未显，未尝不可为，但难治。

钗斛三钱　茵陈三钱　牡蛎三钱　淡芩一钱　鲜生地五钱　滁菊二钱　生白芍二钱　鲜芦根去节四寸　竹茹钱半　制香附三钱　木香钱半　归身三钱

王右　九月八日　二诊

舌尖绛，苔剥，脉滑，患头眩眼花，心悸腰酸多带，病在肝肾亏。凡虚体客气易动，所以肝火王。

钗斛三钱　茯神三钱　绵仲炒，三钱　枸杞三钱　细生

地三钱　制香附三钱　菟丝子三钱　莲须钱半　泽泻八分
萸肉炒，八分　滁菊钱半　钩尖三钱

脚气

赵左　九月四日　初诊
脉沉微，体气肥盛，痰多，气虚而湿胜，感冒新凉，因咳嗽遂致脚肿。
象川贝各三钱　炙苏子三钱　二妙丸入煎，一钱　杏仁三钱　橘红络各五分　吴萸二分　防风炒，一钱　仙半夏钱半　槟榔四分　归身三钱　橘核炒，三钱　赤白苓各三钱　松节三分

赵左　九月六日　二诊
脉沉微，舌色尚好，脚肿略退，未净除，是湿从下受，因成脚气。此病尚无妨。本来湿重，皮脂腺已有坏变症象，此层却有些要紧，但亦非仓猝间事。
二妙丸入煎，一钱　松节三分　吴萸三分　炙苏子三钱　归身三钱　茅根三钱　老苏梗一钱　槟榔四分　橘叶三钱　炒车前钱半

赵左　九月八日　三诊
色脉无虚象，气喘不能卧，脚肿不全退，胃呆，不思食，当从脾肾治。

腹皮三钱　炒乌药一钱　车前一钱半　二妙丸一钱，入煎　松节四分　沉香曲一钱　归身三钱　绵仲炒，三钱　萆薢一钱　蛤蚧尾三分，炙研冲

痢疾

张左　九月七日　初诊

舌苔干苦而鲜明而劫津之症。患痢疾，见呃逆，食物不得下，腹硬脚肿，胃阴已涸，中焦不通，肠与胃不相顺接，是万分危笃之候。

乌犀尖二分，磨冲　白头翁四钱，酒洗　木香一钱半　钗斛四钱　油当归三钱　大生地四钱　西洋参三钱，另煎

张左　九月八日　二诊

舌苔仍劫津，神志不清楚，呼吸不自还，目光直视，心房尚无恙。此可以一二日延喘耳，人生有涯，无如何也。

钗斛三钱　天麦冬各三钱　川贝三钱　西洋参三钱，另煎　细生地三钱　五味子四分　橘络钱半

咳嗽

蒋右　九月七日　初诊

痢后形寒作阵，咳嗽气急，神气委顿，此因正气大虚所致，病且入损。

归身三钱　杏仁三钱　细生地三钱　炙苏子钱半　钗斛三钱　橘红络三钱　绵仲三钱，炒　象川贝各三钱

蒋右　九月九日　二诊

先痢，痢止剧咳而呕，据说止痢是人家传来单方。痢无止法。今脏气皆上逆，故呕且咳，脉气亦不宽，以后变化故在常轨之外，不能预测。

吴萸二分　赤白苓各三钱　川连三分　木通八分　制香附三钱　佛手钱半　制小朴三分　青皮一钱

蒋右　九月十一日　三诊

胸闷，呕吐不止，神气委顿，白沫痰甚多，剧咳，肺胃之气皆上逆，此止痢之害。

竹茹钱半　象贝三钱　制香附三钱　枳实一钱　杏仁三钱　川连三分　防风炒，一钱　淡芩一钱　青皮一钱

蒋右　九月十三日　四诊

仍呕，剧咳，与昨同。神气委顿，较昨略好，脉虚。

归身三钱　炙桑皮一钱半　制香附三钱　麦冬三钱　象川贝各三钱　佛手一钱半　杏仁三钱　橘红一钱半　茯神三钱　牡蛎三钱　炙苏子一钱半

蒋右　九月十五日　五诊

呕止，咳仍剧，脉气亦仍不宽，形寒无汗。既无汗，是肺为风束，不可补。

荆防各七分　橘红一钱半　炙紫菀一钱　象川贝各三钱
炙苏子一钱半　归身三钱　杏仁三钱　茯苓三钱

呃逆

汪太太　九月九日　初诊

初起新凉感冒，后来转属痢疾，红白并下。现在痢差减，却见呃逆，舌苔厚，色黑，并不枯。通常先舌苔枯，胃中无液，然后横膈膜痉挛而见呃逆，则为真噎口。现在苔并不枯，胃阴未涸，此其呃逆，恐与停积有关，或者尚未败象，病重自不待言，姑尽绵力，以冀挽救。

归身三钱　枳实一钱　楂炭三钱　木香一钱　白头翁
三钱，酒洗　竹茹一钱半　焦谷芽三钱　赤豆一两，泡汤代水
木香一钱半　腹皮三钱　赤猪苓各三钱　钗斛三钱　乌犀尖
一分，磨冲分两次　枳实导滞丸四分，入煎

汪右　九月十日　二诊

迷睡无神气，骨楚，四肢疲软，转侧亦不甚便利，舌苔甚厚，舌面仍黑，自觉闷甚。胃与肠不相顺接，胃部被室，故四肢无力。脉甚好，病只在肠胃，肝胆

略被波及，余脏无他，仍当攻之。

枳实一钱　腹皮三钱　制香附三钱半　白头翁酒洗，三钱　竹茹一钱半　焦谷芽三钱　茯神三钱　木香一钱半　楂炭三钱　归身三钱　炙苏子一钱半　车前一钱半　天冬三钱　枳实导滞丸六分，入煎　猪苓三钱

汪右　九月十一日　三诊

脉与昨日同，呼吸平平，掌不热，是好处。舌苔厚干焦黄带黑，凡见此种苔者，不可攻，胃肠皆虚故也。病情两日来总算顺手，但能不生枝节，康复亦不在远。

钗斛三钱　瓜蒌霜一钱半　赤白苓各三钱　归身三钱　西洋参三钱　橘白络各二钱　梗通八分　川贝三钱　细生地三钱　杏仁三钱　木香钱半　川连二分

汪右　九月十三日　四诊

脉甚平正，神志亦尚清楚，惟胸脘痞闷，绕脐痛，拒按，舌苔粗厚色黑，面色却亮，此非虚症。胸脘之闷是痰，绕脐之痛是积。

川连三分　枳实一钱　腹皮三钱　炒枣仁炒研，三钱　瓜蒌霜一钱　竹茹一钱半　归身三钱　川贝三钱　仙半夏一钱半　焦谷芽三钱　茯苓三钱

另用皮硝隔布层缚当脐。

汪右　九月十四日　五诊

脉与昨日同，面色略暗，舌苔干厚而枯，然依然疲乏而无神，大便下胶粪，中有瘀血块，病情小有顿挫，不如昨日。

木香一钱　棕皮炭三钱　腹皮三钱　枳实钱半　油当归三钱　没食子三分　白头翁酒洗，三钱　川贝三钱　川连炭三分　焦谷芽三钱　藕节五个

泄泻

洪宝宝　九月廿日　初诊

发热久不退。其热作阵，不甚高，汗多，大便不实，微咳，此是暑温症。心房病，但不创其脏气，不致有大害。现在气候已转变，不久其热可清。

白薇一钱　建曲炒，一钱　归身三钱　木香一钱　焦谷芽三钱　藿梗一钱　扁衣炒，三钱　赤白苓各三钱　牡蛎三钱

洪宝宝　九月廿二日　二诊

发热，泄泻不止，面色微黑，舌苔结，是有积证据。泻亦热，均以有积之故。

枳实一钱　腹皮三钱　川连二分　竹茹钱半　瓜蒌霜钱半　归身三钱　楂炭三钱　姜半夏一钱

另用皮硝隔布一层缚当脐。

腰痛

陈左　九月廿一日　初诊

脉软，患腰酸头胀，面色甚好，内分泌尚健全，不是衰弱症，所以补不见效。此腰酸当是湿邪入络之故，惟其有湿，故肤腠感异常。

萆薢三钱　菟丝子二钱　桑枝三钱　赤猪苓各钱半归身二钱　秦艽钱半　绵仲三钱　天冬三钱　独活八分　滁菊钱半　虎骨三钱

陈左　九月廿三日　二诊

药后依然肢酸骨楚，据说前此曾患淋，则照湿邪入络治不误。

秦艽钱半　萆薢钱半　赤白苓各三钱　防风炒，八分琥珀四分，研丸吞　归身三钱　生石决打，五钱　小活络丹化服，一粒四分之一　楮实子一钱

陈左　九月廿五日　三诊

腰痛依然，舌色从寒化，夜半痛最甚。宜兼用外治。

炙乳没去油，各四分　制香附三钱　木香钱半　川楝肉炒，八分　茯神三钱　萆薢三钱　绵仲炒，三钱　制川乌二分

归身三钱

另阳和膏一张，加猺桂心研半分、元寸三厘，贴痛处。

痢疾

魏宝宝　九月廿二日　初诊

发热汗多，手掌亦热，形神躁烦，舌光，其积在胃，不可遽攻下，尚有三五日热。

薄荷一钱，后下　枳实一钱　焦谷芽三钱　白薇一钱
竹茹钱半　腹皮三钱　防风炒，一钱　楂炭三钱　牡蛎三钱
赤白苓各三钱　归身三钱

魏宝宝　九月廿六日　二诊

大病初愈，再见痢疾。舌苔黄厚，兼有表热，此显然是感寒。又不谨于口，病不怕不愈。但至少须七日。元气未复，瘠甚，倘再不小心，即有危险。

木香钱半　油当归三钱　腹皮三钱　竹茹钱半　白头
翁酒洗，三钱　枳实导滞丸六分　枳实一钱　楂炭三钱　煨
葛根八分

魏宝宝　九月廿七日　三诊

痢仍有十余次，下黑色粪，兼有痰，色脉神气尚勉强，病尚可愈，然已吃亏不少。

木香_{钱半}　白头翁_{酒洗，三钱}　枳实_{一钱}　油当归_{三钱}
川连炭_{三分}　竹茹_{钱半}　腹皮_{三钱}　楂炭_{三钱}　赤沙糖_{一撮}

魏宝宝　九月廿八日　四诊

候其色脉，内脏已有微伤，当然不可再攻。然必不可止，止则其病延长，宿积得下，不止自止，大约不出三日。

木香_{钱半}　归身_{三钱}　制小朴_{二分}　白头翁_{三钱，酒洗}
细生地_{三钱}　没食子_{三分}　焦谷芽_{三钱}　茯神_{三钱}　槟榔
_{四分}　赤沙糖_{一撮}

便血

顾官官　九月廿三日　初诊

粪后有血，色脉略形不足，大便一日有四次之多，却爽而不后重，从小肠血治。

归身_{三钱}　细生地_{三钱}　炒黑荆芥_{六分}　炒槐米_{姜炒，三钱}　扁衣_{炒，三钱}　棕皮炭_{三钱}　木香_{一钱}

顾官官　九月廿四日　二诊

舌苔结，便血未全除，仍略见虚象，当消导，当补。

归身_{三钱}　枳实_{一钱}　腹皮_{三钱}　焦谷芽_{三钱}　竹茹

钱半　枳术丸钱半，入煎　炒槐米姜炒，三钱　楂炭三钱　细生地三钱

顾宝宝　九月廿六日　三诊

便血未全除，面色微黑，是虚。据说曾割喉蛾，此必吃亏，因喉蛾是腺体肿，是代偿，割去之则身体难得健全。现在又患便血，此孩将来不能耐劳。

炒槐米三钱　木香钱半　归身三钱　棕皮炭三钱　制香附钱半　细生地三钱　绵仲炒，三钱　陈阿胶钱半，炖烊后下

顾宝宝　九月廿八日　四诊

硬粪不是痢。先有粪，后有血，则病在小肠。既伤风，不能补。面色不甚好，防其发热。因气候容易受凉，伤风愈后，可以茄虫补之。

葛根八分　秦艽钱半　橘络一钱　炒荆防各八分　薄荷后下，一钱　归身三钱　炒槐米钱半　川贝三钱　茅根去心，三钱

顾宝宝　九月卅日　五诊

大便下血，止之不止，手掌微热，面虽不甚华，便血已三礼拜。腹痛，原因不自知。大便次数多而爽，略有微热，总是小肠血，无他种证据。不得以病试药。

炒黑荆芥八分　棕皮炭三钱　木香钱半　秦艽钱半

炒槐米姜炒，三钱　侧柏炭一钱　归身三钱　细生地四钱
丹皮六分　桑枝三钱　山药炒，钱半　白薇一钱

顾官官　十月二日　六诊

昨日仍下血，人王部色微晦，此外别无症象。手掌亦不热，再止之，改用六味丸。

生熟地各三钱　丹皮一钱　炒槐米三钱　炙萸肉一钱
泽泻八分　茯苓三钱　牛角鳃打碎炙，三钱　怀药炒，三钱
棕皮炭三钱　醋炒升麻一分

顾官官　十月五日　七诊

人王部色仍晦，血仍未止，略少而已。六味丸尚有效，当责其血热。

大生地四钱　炒怀药三钱　棕皮炭三钱　炙萸肉八分
炒子芩一钱　牛角鳃打碎炙，三钱　炒槐米三钱　天冬三钱
藕节五个　地榆炭一钱　醋炒升麻一分　干姜炭半分

惊风

王宝宝　九月廿八日　初诊

眼皮重，右手握拳，其指不能伸，微热已两星期，唇舌不化燥。溲清是感寒。眼皮重是惊。夜间有惊意，尤其是显著症。据此，有大危险，难治。

羌独活各八分　蝎尾炙研冲，二分　制小朴姜炒，三分
胆草二分　防风炒，一钱　川贝三钱　焦谷芽三钱　胆星陈
四分　秦艽钱半　枳实一钱　腹皮三钱　虎骨炙，三钱　辟
瘟丹研一粒，分次冲

药分四次服，每次隔一点半钟，今晚服，第二剂
仍分四次，每次隔两点半钟。明早再诊。

王宝宝　九月廿九日　二诊
晚另用皮硝三钱，隔布一层缚当脐。

现在各样都较好。右手已开放，面色神气亦好，
惟眼皮仍抬不上，此种恶性惊风，乃大脑神经为病。
其病本阵发，虽略见差减，未可乐观，再发则不救也。

胆草酒炒，三分　枳实一钱　腹皮三钱　焦谷芽三钱
蝎尾炙研冲，二分　厚朴三分　楂炭三钱　虎骨炙，三钱　川
椒去目炒，一分　归身三钱　大生地四钱　乌犀尖磨冲，一分
半　羌独活各四分　防风炒，一钱　秦艽钱半　辟瘟丹一粒，
研分次冲

此药匀分五次服，每次隔两点钟。药完仍须继续
再进，其第二帖亦须分五次服，每次可隔三点钟。明
日再诊。

王宝宝　九月卅日　三诊
目光仍嫌无神，右手紧握仍阵发，大便泄泻，病
略差，差不足言，依然在危险之中。今日只服两次，

多至三次。

钗斛三钱　归身三钱　焦谷芽三钱　木香钱半　胆草酒炒，二分　槟榔四分　枳实一钱　独活八分　生甘草六分

另，乌犀尖磨，半分　蜈蚣去足炙，半节　蝎尾炙，二分　防风炒，八分　秦艽八分　赖橘红四分　元寸一绿豆许

上药先各研筛去粗，入细药再合研，每次服一挖耳，药汁下。

王宝宝　十月一日　四诊

惊已定，眼光较好，手尚自搔其头，掌热，此是虚象。口中虽流涎，其血则燥。

钗斛三钱　归身三钱　扁衣炒，三钱　西洋参钱半，另煎　蒺藜钱半　茯苓三钱　川贝三钱　钩尖三钱，后下　细生地三钱　橘红络各一钱　乌犀尖半分，磨冲　胆草酒炒，一分

王宝宝　十月二日　五诊

两手都能动，亦能啼，口渴是已化燥，脉与神气都尚好。惟目光仍无神，眼皮仍觉重，惊风已告一段落。金蜈散不可再服，昨方可服。

钗斛三钱　独活八分　赤白苓各三钱　焦谷芽三钱　钩尖三钱　归身三钱　川贝三钱　炒黑荆防各四分　秦艽钱半　虎骨炙，三钱　橘红络各钱半　蝎尾炙研冲，一分

温病

叶官官　九月廿九日　初诊

面色不华，脉平正，舌色血色太少，热从六月起，迄今未清楚。本是暑温症，因心囊炎肿，所以延长如此。观其面色，腹中尚有虫。

钗斛三钱　麦冬三钱　茯苓三钱　木通一钱　牡蛎三钱　茯神三钱　细生地四钱　赤豆二两, 泡汤代水　白薇一钱　归身三钱　九味芦荟丸一分, 入煎

叶宝宝　九月卅日　二诊

仍有微热，面色黄，腹痛。据此症象有虫，亦略有积。其热不清，仍是暑温余波。尚未可吃荤。

茵陈钱半　茯苓神各三钱　归身三钱　青蒿一钱　腹皮三钱　细生地三钱　白薇一钱　焦谷芽三钱　牡蛎一钱　木香一钱　赤豆一两, 泡汤代水　钗斛三钱　九味芦荟丸二分, 入煎

叶官官　十月二日　三诊

心房甚弱，故脉弱面黄。面色已较前此为佳，舌色无热象，腹亦不痛，当以补虚为主。

麦冬三钱　归身三钱　钗斛三钱　桑枝三钱　细生地三钱　茯苓神各三钱　茵陈一钱　焦谷芽三钱　江西子一钱　梗通一钱　赤豆泡汤代水, 一两　制小朴姜炒, 二分

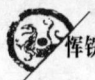

病名索引

临 证 笔 记

恽铁樵　著

郎　朗　孟凡红　整理

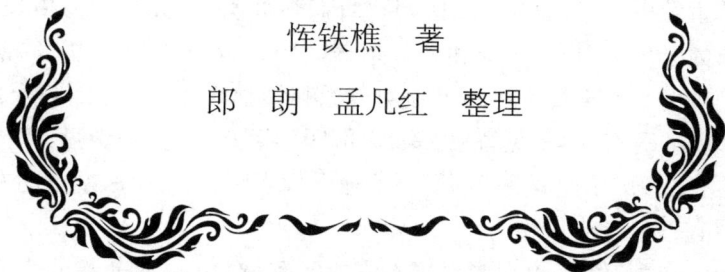

内 容 提 要

恽铁樵(1878—1935),名树珏,字铁樵,别号冷风、焦木、黄山,江苏省武进人,是近代具有创新思想的著名中医学家。早年从事编译工作,后弃文业医,从事内科、儿科,对儿科尤为擅长,致力于理论、临床研究和人才培养。1925年在上海创办了"铁樵中医函授学校",1933年复办铁樵函授医学事务所,受业者千余人。著有《群经见智录》等24部医学著作,有独特新见,竭力主张西为中用,是中国中西医汇通派代表医家,对中医学术的发展有一定影响。

作为"铁樵函授中医学校"培训教材之一,本书共分为六期,内容为恽铁樵在诊治过程中深受启发的病案数则,以笔记形式追记著录而成。内容包括内伤、死胎、喉痧、心房病、咳嗽肠病、食积、痧子等。文中深入阐发各病成因及治疗的详细过程,使阅读其文者如亲见亲历,亦难不有所启发。且论述中肯,对治疗中的思考过程亦记录详细,曲折求索而得启发,尤给阅者深刻印象。论述各药之异同,引证各经典并结合临床实践,论槟榔不可擅用;论去死胎,本体工之自然,用大剂补气血之药,归身、炙芪、潞党不可缺一。而其自己之咳嗽肠病,曲折彻悟阴阳反作之理尤精辟。该书成书时期,西方医学已经传入我国,而作者对西医也比较了解,书中亦有论述西医病理生理,内容透彻,中西医理论结合紧密。因此该书对指导现代中医临床提供了宝贵经验。

本书依据《铁樵函授医学讲义二十种》1933年铅印本进行点校整理。

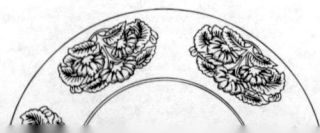

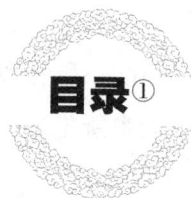

　　① 原书没有目录，为了便于阅读，整理者增加了此目录。

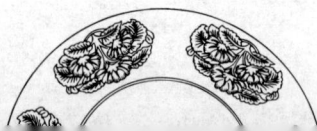

第一期

恽铁樵　著

陆小姐病证治法_{十八年十一月}

吾因汪星伯而识陆君稼孙。陆夫妇皆知识阶级中人，不可谓无常识，而其子女不病则已，病则必死。三五年中曾两次至其家诊小孩，皆不救，今为第三次矣。其故由于多财，病则中西医并延，中西药并进。吾感于医学中西皆不彻底，故记之。病家如陆君夫妇，犹且小疾酿成大病，则财力、知识不如陆君者，又当何如？

陆小姐，九岁。昨日往诊，病八日，发热、腹痛、泄泻，舌润而红，手掌干热尚不甚，头热与掌热相等，水泻日五六次。胸脘腹部皆痛，皆拒按，惟须深按之始觉痛，浅按则否。有汗，口味淡，脉尚无败象。如此病象，不可谓甚劣，然以余测之，此病有危险在后，亦许竟不救。所以然之故，余查前方为豆豉三钱、槟榔钱半，凡三剂，前一日曾灌肠，此皆误也。

何以用豆豉？为发热也。然观其舌色，此病为新凉伏暑，乃暑温，不可汗，汗之热不退，再汗之热反高，至百零四度。医者不悟，不思易辙，三汗之，遂虚，此掌热之所由来也。

何以用槟榔又灌肠？病家告余："病前曾吃山芋，当有积"。余亦谓是必有积，积固当攻，此所以用槟榔也。用槟榔，腹部仍拒按，乃以灌肠法佐之，此所以用灌肠。灌肠无物，遂利不止。病家因曾受多次创痛之教训，故改延余，表面尚镇定，然已心惊胆战，可想而知。

明医吴又可，善用攻下者也，然彼有一甚有价值之议论，谓"温邪未到胃，不可攻"，其标准在舌苔之黄否，苔黄者为已到胃，不黄者为未到胃。已到胃者可下，以大黄为主；未到胃者不可下，以消导为主。消导之主药，即槟榔也。吴氏创方有达原饮，即重用槟榔者。陶节菴亦谓槟榔可多用。此层记忆不真，亦未考查，不知是否节菴语，惟忆古人确有此论。前医之用槟榔，是根据吴氏。吾尝试之，吴氏说甚确，然而今兹陆小姐病何以知其误？其理由分疏如下。

从形能①上考察，肠胃确与皮毛相应，无外感则胃肠消化不生障碍；若有表证，发热形寒，消化工作便不能循常轨。故凡自觉有感冒，立刻节食带饿，其病往往易愈；如其已感不适，仍复强进油腻，则病之

---

① 能：文中形能、病能中的"能"字皆通"态"。

传变必凶。若当壮热之顷，误食或误药，伤其内部，则病必日深，往往不救。此种事随在皆是，不胜举例。昔吴岱秋之子病暑温，壮热时饮荷兰水一瓶，余知不救。后经汪某进大剂附子多剂，齿䘌而死，是重叠创其内部也。论病之险夷固如此，而成病之因缘亦是如此，所以单丝不成线，必有外因之外感，复有内因之食积，然后成病，故不必病家说病前曾食何物，然后知有积也。

胃之下口曰幽门，有括约筋，司启闭，食物在胃中为第一次消化，在小肠为第二次消化。第一次消化工作未竟，幽门之括约筋照例不许此未化之食物通过；第二次消化未竟，阑门之括约筋亦显同样作用。舌面之味蕾，其中藏有味觉神经，假使食物与肠胃不相宜，则胃中起反感而呕吐，故知舌与胃有特殊关系。吾尝戏谓鼻黏膜是肺之第一道防线，舌面之味觉神经，为胃之第一道防线，似尚不背事实。惟其如此，舌色可以候胃消化。胃中寒则口中和，胃中热则舌面干；舌面无味蕾者，必其胃中消化失职者；味觉不灵敏者，必其胃中分泌神经钝麻者。由此可以推知胃中之变化，必著于舌。胃中湿热蕴蒸，口中舌苔必腻；胃中干燥，而又有当去不去之宿积，则舌必黄厚而燥。反是，明明有食积，而舌苔不黄厚者，乃消化工作未竟，故并无何等标著，是其病之重心不在胃也。重心不在胃，即《伤寒论》所谓"表邪未罢，不可攻下"，亦即吴又可所谓"温邪未到胃"。仲景指伤寒说，又可指温病说，病虽不同，其理一也。未可攻下而强攻之，小攻则小变，大攻则大变。在真伤寒表邪未罢而误攻之，则胸痞、利不止、但头汗出、蜷卧、但欲寐、息高等等，凡《伤寒论》中救逆诸方，除误汗外，几于什九皆是。病温而误攻之，则仲景、又可所未言，庸手且有"下不厌早"之说。从前文人无不治八股，八股家喜为对偶文字。彼持"下不厌早"之说者，不过与伤寒"下不厌迟"成为对待文字，犹之吴鞠通谓"温病邪从口鼻入"，与"伤寒邪从肌表入"为对待文字，此外别无真确之理由，此岂足以知病？兹就吾经验所得，记忆所及，约略计之，温病而误下，其变有四。不惮词费，再为分疏之如下。

其一，利不止，乃温病所常见者，所泻皆粪水，日行四五次，腹部拒按，甚似伤寒之旁流。然递攻之而递剧，温之不可，止之不应，热不退，泻不止，虚象日增，自汗、盗汗、白㾦、红疹，层出不穷，直至于死。

其二，是呃逆，胸脘如窒，且痛拒按，亘数昼夜不止。予轻药如泻心、小陷胸之类，非但不应，转增不适；予丁香柿蒂，则随手而变，热深厥深；谓是食积呃逆，再攻之则呃不止，而增泄泻、呕吐，或者转属痉病，或者呕青绿水。医者不知其故，用种种药尝试，病则日进，变化叠出，以致于死。

其三，曰痉。痉有两种，其一从胃神经起，胃部受创为其原因；其二从肠神经起，肠部受创为其原因。胃部受创者，因用重药攻其胃，如槟榔是也，肠部受创者，因用涤肠荡其积。胃神经、肠神经所以起变化者，即因幽门与阑门之括约筋。凡食物未化者，此括约筋不许通过，以悍药攻之，相持则痛，反应起则呕逆，或口中甜。药量重，进之频，体工不胜药力之压迫，则神经起痉挛，此所以痉也。呃逆为横隔膜痉挛，其病虽异，其理亦同。吾皆曾遇之，且什九是重用槟榔。所以有呃逆、呕吐、泄泻、发痉诸差异者，则因攻药药量之差，与进药之疾徐，病候之久暂，种种不同故也。

明乎以上种种，然后知陆小姐之病，确为内伤，不是食积，惟其是内伤，所以轻按之不痛，重按始痛。假使是食积，不必重按，即已痛也。凡理论须圆满，固然，尤重要者，在能与事实相合符，否则虽圆满，亦非真确之论。余认定此病为虚热，不用清热药；其痛为内伤，不用攻下药；只予培养本元，听体工自复之。治之四日，痛止热减，五日神气爽慧，惟寐不长，且醒时常叫号，以为是神经关系，予以弛缓神经之品，遂日见瘥可，此事实告我以所持见解为不误也。治此病则有三种，其一是通套药，豆豉、豆卷；其二是伤寒药，凉膈、双解、葛根芩连；其三温病药，石斛甘凉。而此三种皆无标准，无理由，以其人所学为主，甲医不效，则易乙医，乙医不效，则易丙医。既以所学为主，病决不自起变化，以就医之所学，不死何待？三种治法均不效，则乞灵于附子、硫黄。甲乙丙丁四种医生，皆自以为是，以他人为非。而此四人者，亦皆有其成绩，不过不能必愈，可以幸中，此之谓盲人瞎马，夜半深池。至灌肠之非是，可参观小姐病。兹将本病方案列后。

初诊十月一日

秋温伏暑。热甚壮，脘痛拒按，腹部亦拒按，但舌无黄苔，此不可攻，不可导，理由详口说。药现止汗，止泻，清热。稍镇定，稍待之，当自转机。

薄荷一钱，后下　建曲一钱，炒　赤白苓各三钱　川连三分　秦艽一钱半　伏龙肝一两，泡汤煎药　白薇一钱　扁衣三钱，炒　归身三钱　木香一钱　川贝三钱

二诊十月二日

下粪水，夹有黏薄粪，甚臭，此乃为不正当。微后重，是有痢意。热较昨为减，舌色红，虽略减，舌面罩有炙苔。脉数而虚，手干。暑温将次入第四步阴虚而热之候，但不泻，便无险。当以通为止，略事消导。

扁衣三钱，炒　云苓三钱　川连三分　川贝三钱　淡芩一钱　伏龙肝一两　建曲一钱，炒　白薇一钱　知母一钱　归身三钱　焦谷芽三钱

三诊十月三日

热甚壮，微气急。舌罩炱苔，且剥，质绛。脉亦虚，掌热，肌肤暵燥，又泄泻，完全是末传阴虚而热之候。当养血为主，止泻为佐，虚回泻止，热可渐退。再汗，即作白㾦。

细生地四钱　知母一钱　赤苓三钱　川连三分　乌犀尖二分，磨，冲　川贝三钱　归身三钱　扁衣三钱，炒

四诊十月四日

肌肤暵燥略和，掌热减不足言，左脉和，右脉仍嫌硬，舌苔薄砌，确是虚证。泻之次数与热度均略减，虽稍瘥，未出险。

归身三钱　川贝三钱　扁衣三钱，炒　细生地四钱　白头翁三钱，酒洗　知母一钱　蝎尾一分，去毒，炙，入煎　秦艽一钱　炙草五分　焦谷芽三钱

五诊十月五日

脉稍大，肌肤暵热，皆虚证。泛恶殊甚，致人王部色隐青，此必须除之。又遍身酸，是兼有神经性者。

知母一钱　麦冬三钱　乌犀尖二分，研，冲　胆草一分，炒　川连二分　薄荷一钱，后下　姜半夏一钱　细生地三钱　白薇一钱　佛手一钱半

六诊十月六日

舌苔已化，近乎迷睡，瑟瑟有惊意，右目赤。血虚而热，热则上行，故目赤而神不安，病情正路。

钗斛三钱　天麦冬各三钱　归身三钱　川连三分　佛手一钱半①　细生地四钱　知母一钱　乌犀尖二分，磨，冲　胆草一分，炒

七诊 十月七日

仍是暵热，不过病情正路，只须养营，三数日后，其热可尽除。不泻不转属脑症，便无险可言。

钗斛三钱　天冬三钱　川贝三钱　知母一钱　归身三钱　麦冬三钱　花粉一钱　橘络五分　法夏八分　西洋参八分，另煎

八诊 十月九日

神气、脉象均好些，手掌仍暵热。虚未复，故热未清。其黏痰及醒时惊叫，用紫雪比较稳捷。

钗斛三钱　细生地三钱　川贝三钱　杏仁三钱　麦冬三钱　知母一钱　炙桑皮一钱　橘络钱半　紫雪丹一分，冲　童便小半杯

九诊 十月十一日

脑症全除，神气较好，大便亦好，不过热未退，

---

① 一钱半：原书此处印刷有缺漏，据前方中剂量补入。

耳聋。聋确是虚，然无妨，只须养营即得。虚复，其热自清。

西洋参_{钱半} 细生地_{三钱} 知母_{一钱} 橘络_{钱半} 佛手_{钱半} 鲜金斛_{三钱} 天麦冬_{各三钱} 川贝_{三钱} 归身_{三钱}

十诊_{十月十二日}

病已瘥十之八九，小有潮热，舌苔剥，胃壁受伤，仍未全复。

人参须_{钱半} 姜半夏_{一钱} 竹茹_{钱半} 知母_{一钱} 佛手_{一钱} 细生地_{三钱} 生石膏_{三钱} 云苓_{三钱} 川贝_{三钱}

十一月廿一日，陆君以盛筵见饷，其女公子已嬉戏如常矣。

第二期

惲铁樵　著

庄氏死胎治验案

十二月廿三日早起，案云，孕五个月，腹痛，痛剧，胞破，放水甚多。照例不能安胎，因胞浆既破，胎不得长也。姑事培元，嗣后尚有问题。

杜仲三钱　全当归三钱　乳香四分　枸杞三钱　菟丝三钱　赤芍钱半　大生地五钱

同日傍晚再诊，药后无甚出入，胎下移至小腹，不动，舌尚未黑，然可决其不能留，当及今下之。

归身三钱　炙芪三钱　生熟地各三钱　怀膝三钱　绵仲三钱　菟丝三钱　炒潞党三钱　冬葵子一钱　白芍三钱　枸杞三钱　猺桂心一分　童便半杯

上药，每三钟进头煎一剂，二道不用，不论剂数，以胎下为度。至明晨胎若不下，须延产科矣。

十二月廿四日晨，三诊，胎与胞衣并下，脉平正。只须谨慎调护，更无余事。

归身三钱　炙草六分　茯神三钱　阿胶钱半　炒黑荆芥三分　赤芍钱半　艾叶四分　佛手钱半　细生地四钱

　　上案为同乡老友庄子溁君之如夫人寿春，虽不曾读书，举止有大家风，与吾次女慧妹善。堕胎之原因不知，廿三日早起骤腹痛胞裂，以电话见招。即刻往诊，其时固知胎必死，然胎之地位尚高，与母体未完全脱离关系，照例必下移。迨再诊，既已下移，胎死已灼然无疑。二诊之方共服两剂，而胎与胞衣并下。此药所以能下胎之理由，纯粹是利用体工之自然，盖胎既与母体脱离关系，即属应去之废物，为生活力所不容。下移而不动者，欲去之而未能也。舌不黑者，胎死而未冷也。冷即血凝，脉络不通，组织受累，腹痛而舌黑矣。及其未冷，用大剂补气血之药，扶助生活力，以祛除此大块废物，为最适当之时期，过此以往，即不免大费周折。方中重要药为归身、炙芪、潞党，倘三物缺一，可以不效。所谓大补气血者，全恃此也。浅人于此，必用朴消以去死胎，其意以为消石能堕胎，且能攻下，故是必用之药。岂知适与事实相反，《本草经》谓消石能堕者，以其能坏胎也。若胎已死，死体照例不受药，受药者乃无病之各组织，是死胎而用朴消及类似朴消之药，乃诛伐无罪。且胎死，生活力欲驱去之而不能，此时全体均感不足，若复以悍药攻之，是犯虚虚之禁，此理岂不甚明？

　　今试以食积为喻。回肠间有燥矢，当下者也，然而仅适宜于阳明腑证。有两种类似证，而治法适相反者。一种为少阴自利，其病为寒闭，误用大黄则死，用大剂萸附温之，胶秽并下。照例温性药并不能泻大便，所以然之故，祛寒补火，则肠胃有权，当下之物不能留。一种为虚胀，误攻之，则腹部益膨大而胀乃弥甚。审其为虚，法当补益。初补之，胀必加剧，再补之，三补之，毅然不疑，猝然腹鸣，胶秽畅下，可以宿病若失。是亦补益及毂，正气有权之故。质言之，各组织恢复弹力，气足自摄，故能恢复其推陈致新之本能而已。此虽消化系与生殖系病位不同，其理同也。

凡当下之病而反补之如上所述，与夫女人干血劳，见柴瘠、盗汗、潮热诸症，明明虚甚，然审其致虚之因，由于瘀血，反以悍药攻之，皆在从治之列，所谓"伏其所主，先其所因"。读《内经》者，对于"从治"二字，狃于以寒治寒、以热治热，是不明理，故闻一不能知二，举隅不能反三。

记本年（庚午）喉痧

喉痧为疫病，即西国所谓猩红热，其症状为痧子而烂喉。其异于寻常痧子者，为面部红点较少，通常谓之白面痧。大略具拙著《伤寒研究》中。顾此病大段虽如《伤寒研究》所言，而各时期兼症不同，差异甚多，夷险亦殊，益以药误，其变化乃至于不易识别。本年所经历与前此迥然不同，是不可以不记。

去年沪上脑症盛行，迄今未已，所有痧子辄与脑症并发，其难治乃视寻常喉症倍蓰。本年夏历四月间，小女慧协与孙儿龙官先后病此，皆绝险恶，其幸而无事者，全在调护周到，且一日七八次诊。借非自己业医，决不能如此，则病之愈否在不可知之数，故办医院实为刻不容缓之事。此外更值此病之坏病三人，竟悉数不愈，是可怖也。

慧协之喉痧

凡热病，不论属何种，当初起时即甚剧者，不过百中之一二。今所治难症，大都皆坏病，由误药而来。喉痧固多险症，然初起时亦不过尔尔，辨证清楚，用药适当，可以随手而愈。今年之喉症独不尔，因气候关系，往往烂喉痧与惊风与急性肺病三者并发，慧协、龙官两人之病即如此。慧协，十五岁，读书甚慧。颇贪凉，常少着衣，偶有不适，发热必兼见喉痛，喉头有白点，予以疏解药辄愈，甚且不服药亦愈。已习以为常，不复为意。今年四月初复病，道是发热喉痛，以为仍是寻常感冒，早起发病，余门诊既毕，下午始诊之。面色不甚华，唇不红，手冷而脉乱，呼吸甚粗，肤红。诊脉之顷，手指所压处色白，须臾复红，此麻疹证据也。其舌质红绛，舌面干，苔厚，舌尖皮紧，此为内热有积，石膏证也。麻疹不足虑，面色不华，已不啻明白告人是猩红热，益以脉乱，则其病势之郑重，非寻常发热可同日语。所居为亭子间，不合于调护，乃移置楼下厢房中。先予以麻杏石甘汤，计生麻黄四分，加葛根钱半，不应；喉益痛，原方继进，改用炙麻黄三分，复不应；黄昏仍原方继进，用生麻黄三分，加板蓝根、牛蒡、姜蚕，用芫荽外熨。令女儿慧庄、慧姝看护，两人皆彻夜不寐，频熨之，面部总不甚红，仍无汗，且有谵语。翌晨，更进生麻黄四分，得小汗，迷睡壮热，乃专事外熨，遍身肤色皆绯红，面部总不甚透彻。余认为药力与病相持，入夜仍有谵语，继进葛根、葱白、石膏，加胆草一分，是夜仍彻夜熨之。第三日早起，面部痧子透出，胸、脘、臂部渐回，喉痛亦大减，下午热退，第四日霍然而愈。犹吃素五日，摄养二十日，然后读书。计病剧时两日夜，用芫荽菜至值两元之多，亦创闻也。

龙官之病

龙官，两岁，时尚未断乳。先慧协而病，时在春杪。初起发热、呕乳，可半日许，见肤红、喉哑、抽搐、剧咳而气急，是实惊风、麻疹与急性肺炎并发者，亟予以麻杏石甘葛根胆草，佐以杏仁、象贝、苏子；

药后无甚出入，半日后继进一剂，加半夏、川连；又半日许，呕似乎略瘥，得微汗，咳较剧，仍喘而音哑，以芫荽熨之，惊不止，与安脑丸；呕止，神气略清而泄泻，乃予犀角，药中胆草二分，犀角分二分。病之第二日，遍身红点皆透，独面部甚少，惊不止，胆草加一分，即时呼大便，坐溺器上许久乃无所下，知苦降太甚，则气欲下脱也。于是去胆草，专恃犀角与安脑丸治惊，因其虚，加归身、细生地、麦冬、知母。第三日早起视之，病尚相持，颇迷睡，以为无事也，亦竟未予药。乃下午出诊归，女佣逆而告我龙官病不佳，亟登楼则内人方啜泣。余大惊，视小孩挺卧如僵，面色、呼吸尚非死征，候其脉亦非死脉，惟昏不知人，不啼，不能吮乳；抱之起，似醒，仍不啼。余心神已略定，见其口角有白沫，此实肺燥之故，适有人赠新会橙，亟剖一枚饲之，颇能咽；徐予之，尽一枚而目启，再予一枚，神气大佳；于是恣予之，竟不服药，一夜尽十二枚，而病霍然愈。余持准提斋，即尔日所许愿也。

第三期

记心房病治验_{庚午岁除}

余著《脉学》，挂漏甚多，常思补作，迄未果。种种脉象，诊而知其为病者皆易晓，独心房病之脉最难知。五六年前，有靳姓老妇患血痢，初诊，脉数而微且涩，灼然病脉也。予以石斛、生地等养血养营之品，脉转缓滑，起落宽而不涩，明明是脉象转佳，惟血痢不止。余仅诊两次，其后未见招。久之，靳之戚来诊，询之，则患痢之老妇逝矣，且距余最后诊视时仅三数日。心甚疑之，以为其脉不当死。嗣后亦有值缓滑之脉而结果不良者，第不记忆为谁何人。此种脉象之不为好脉，其理如何，则耿耿于心。自去年诊三鑫里傅姓之病，乃恍然明白其为心房病。后诊热河路张姓小孩，得明白理由。最近诊虹口沈姓妇产后发肿，乃了然无疑义，且发见治法。是在拙著诸书中为甚有价值之一篇，当为详细说明之。

三鑫里傅姓老人，有两子。五六年前，其次子患暑温，吾为愈之。去年，其长子病，初起亦不过小感冒，惟面色不甚好，余为诊一次，病不过发热骨楚，药不过秦艽荆防；翌日来邀覆诊，余适患痢，命儿子道揆往，后遂未再来；更二十余日，傅翁自来邀余，则其子病尚未愈。因余病，其家不信任他医，而入某医院，西医以为肠炎，初予涤肠，既而注射，治之二十余日，迄无起色，病人自觉渐臻郑重，乃要求出院。是日余诊其脉，洪滑无伦，面部及手脚皆肿，并见自汗、盗汗、气喘，诸症皆虚，而脉见盛大，其为心房起救济作用无疑。自汗、盗汗皆心房病，假使脉弱可以强心，今脉洪盛异常，是心房兴奋已越常轨，病情甚不妥当，已不待言。当此之时，宜用何药乎？仔细思索，不得要领，勉强予以犀角地黄，不效，乃为介绍某西医。某西医诊之，断为心房肥大，为注射强心针，一面仍服中药。病状不变，气急、盗汗日见增剧，正气日衰，脉洪如故，原方加人参须、牡蛎、小麦，不应如故。余技穷，谢不能治。某医亦辞去。后于讣闻中知其家延陆姓医予以参术，似乎有效，继进而病者竟死，年未三十也。此病之误，自在某医院之西医，余亦不能无罪，其所以致死之重要原因，则在幼年本有心房病。据讣闻中说，在中学肄业时，因运动剧烈得之。凡瓣膜闭锁不全，心房起代偿作用，则见促结之脉，或见涩脉。西籍谓此种最后之结果为水肿，当是经验之谈。惟心房起代偿作用，恒能维持至数十年之久，以故促脉、涩脉常常见之，而水肿之结果则未

曾经见，西籍亦未言其理。乃今而知所谓水肿之结果，
由于心肌肥大之故。夫因血行之力与瓣膜启闭之力不
相当，而后瓣膜闭锁不全，心房乃有逆流之血，因血
有逆流，心肌神经兴奋以为救济，心房则大弛大张以
驱逆流之血，斯时则感心跳、脉洪大而有歇止，如此
情形，谓之代偿。此时之代偿，乃心脏虽病，生活力
仍在。迨体气既衰，或遇特种原因戕贼其内部，生活
力不能维持，于是心肌肥大，此时之心房增大，其容
积并非由于细胞之增殖，乃因组织之松懈，是无统摄
力。可知心之本身无统摄力，即全体脉管皆无统摄力，
血与淋巴皆泛滥横溢，各组织随之松懈，不肿何待？
此所以心房病之末路为水肿也。有因剧咳，肺受伤而
肿者，其肿为肺不行水，其见症必属甚久之咳嗽，其
肿之起点必在眼下廉；有内肾排泄失职而肿者，其肿
之起点在两脚，而溲必不利；有因肝气横逆，致成薄
厥，失血太多，因而遍身浮肿者，其肤色常隐青紫；
妇人崩后，由血瘅转属成肿者同理，肤色则隐黄黑。
肺肾病之肿，皮下聚水之成分为多，心肝病之肿，组
织坏变之成分为多。以故肺肾之肿有可愈者，而心肝
之肿，类不可治。我国旧籍，仅分虚胀、实胀、气臌、
血臌、水肿，而原理不明，界说不清楚，有时不免以
水肿之方施之组织坏变之病，当然无效；而可治与不
可治之分际，亦不能了然明白矣，是皆可推理而得者。
至于肿病，种类甚多，兼症尤多，难治之症随在而是。

余尚有多数未能明了之处，兹仅言心房病之经验，与吾所发见其可治之成绩。

西医治热病之成绩不良，人多知之，然若无兼症，本来秉赋壮实之人，亦多愈者。惟素有伏病之人，用注射杀菌、冰枕护脑、涤肠去积之法，往往因治法反生理上自然救济之故，惹起伏病。傅氏之心房病，实其例也，故云某医院不得辞其咎。而其致死之原因，实以早岁伏根之心房病为主要原因。至于犀角地黄，功效在清血清热，而心房病与组织松懈无统摄力，皆物理方面事，非化学方面事，纵病不可为，犀角地黄总未中肯，故云余亦未能无罪。继此而见者，为热河路张姓小孩。

张孩，约十一二龄。其父为汽车裁缝，仅此一子，宝爱异常。庚午冬初患热病，其症实是伏暑，医予以豆豉、豆卷，一汗再汗，继又予槟榔创其内部，继见其寒热起伏如疟，则又予以柴胡，遂致自汗盗汗，肌肤暵干，屡见白㾦而面部浮肿，肌肤无血色。余诊其脉，洪滑不任按，其误药致内伤，与陆稼孙家小孩同；其面肿、脉滑、自汗、盗汗与傅氏子同。以病证论，灼然知其为虚；以脉论，固甚显著之心房病也。于是晤得一种妙理，凡缓滑之脉，当然是荣气，即所谓胃气。凡病见有胃之脉者吉，全无胃气者凶，此语原可以该括一切，而心房病则除外。心房因瓣膜闭锁不全，有逆流之血而起代偿，其时脉恒见歇止，而脉压恒多

盛大，解剖上所见，其心脏多为一侧肥大，此皆因代
偿之故。此时之代偿，虽入病态，其生活力未穷也。
至此一时期告终，转入肿期时，心房更肥大，脉洪滑
亢盛，外面则见种种不足病症，如浮肿、自汗、盗汗
等，此时之脉亦是代偿，则生活力已穷也。初期代偿，
恒维持至数十年之久，其主要在神经，倘善自修养，
用药得法，可以免二期之肿；二期代偿，因生活力已
穷之故，恒急转直下，莫可抵御，以至于死，其为期
甚短，而脉凡三变。当二期代偿初起时，脉洪大滑数。
至最后临命之前一二日，脉则涣散。而在此两时期之
中间，则有一二日见类似平和有胃之脉，非脉象转佳，
乃涣散之前一步，洪大之后一步。洪大本是假有余，
涣散乃是真竭绝，而此类似有胃平和之脉，乃其中间
之过程。欲辨别此种过程之脉之为坏脉，须注意病历
与其所著之见证，此为诊断心房病之不可不知者。

　　此外更悟得一事，凡见缓滑有胃之脉，无论其病
证之为热病，或为杂病，总之是吉脉，所谓心不受邪
也；如其见缓滑之脉，而病者之肌肤暵干、血色不足，
即可测知其必有自汗、盗汗，此数条件毕具，则缓滑
之脉以散论，不问病历如何，已可断定其为心房病。
或问：此时之为心房病，其病理如何？曰：心房本体
之组织松懈，无统摄力也，此虽不肿，亦必发肿。惟
其无统摄力，故自汗盗汗，面部与手等处肌肤干而无
血色，即是肿之前一步事，合之脉象，可知心房已肥

大也。然则古人谓自汗为心液，固自不误。由此可知此种病有两种，其一，由长时间之瓣膜病，由本体之衰弱或特殊原因转入末期之肿胀；其二，热病或失血，因误药创其内部，临时转属为心房病。

余因有种种阅历，更证以陆氏、傅氏之病，于是对于张姓小孩之病，灼然知其因悍药内部受伤，心房坏变，其发热决然是温病末传阴虚而热，其面无血色，手上肌肤无血色，唇舌无血色，断然是心房坏变，因而血色素坏变，期期不可从寒热方面寻求治法。于是予以天麦冬、归地、川贝、知母、钗斛、牡蛎、白芍、浮小麦，因热有起伏，加青蒿、常山。初治数日不效，余谢不敏。病孩之母涕泣以求，乃允勉强为之。既而热退，汗不止，脉不敛，肿亦不退，乃加人参须、五味子服之；两日汗敛，脉亦不复散，此时余知此病可必愈矣，因守方服至八剂，肿退二三，从此其病退较速。共治廿余日，霍然以起。余自有此经验，更值提蓝桥沈姓妇产后肿病症所领悟者，乃更深一层。

沈姓，住提蓝桥昆明路，年可二十许。产后十五日，恶露不行，遍身作肿，面无血色，手无血色，唇舌无血色，舌光无味蕾，自汗盗汗，脘下有两块，常坟起上逆，一日数次。块坟起即非常不适，汗即随之。余因其恶露不行，发热且有痕，予常山、鳖甲、青蒿，热退不清，去常山，加炒熟柴胡三分，热清而肿乃更甚，予龟龄集不应，再予再不应，加麦冬、五味子，有小效，更加人参须、牡蛎、白芍，脉遂敛，面上皮略宽。其先面部肌肉无感觉，此时乃有感觉，于是增五味至五分，参须钱半，天麦冬各三钱，其副药为当归、白芍、牡蛎、细生地、佛手，仍用龟龄集三分。是已岁底，属服四剂再诊，计四剂毕服，为废历正月初二，予记至此，乃庚午除夕也。

余治张姓小孩，方从补心丹损益，治沈姓妇，用生脉加味，皆古人治心脏病之方也。前此未明其意，值脉散之病，而用复脉，岂知脉散则危笃已在临命之时，药力已不及挽救。其前此一步，又误认过程之代偿，脉为有胃之脉，当用生脉、复脉而不用，坐失病机，此一失也；复脉有姜桂，仅适宜于伤寒少阴证之脉弱，若温病至阴虚而热，即在过程时期亦不适用，而乃因其无血色、自汗，误认为可温之症，不用生脉而用复脉，致阴分愈涸竭，是二失也。此二失，殆为一般中医之通病，则因未能彻底明了病理故也。

第四期

马姓吴姓两小孩喉痧

急性病之最凶恶而不易治者，莫甚于喉痧与急性肺病及惊风三病并发者。以余所经验，初起治之不误，可愈十之七以上；初起若误，即节节掣肘，能竟全功者，百分之一二而已。又不仅药误，食物气候不幸而值与病不相得之时与地，皆足以减少愈病之分数。例如已发热而饮荷兰水，则其病必不可为；又有已发热而食肉面者，用药多不能取效，亦终竟不可为。吾皆曾屡次遇之，而误药为最多。马姓、吴姓小孩，其病之难治，可谓得未曾有，皆因初起悍药创其内部，而其病则皆属肺脑病与痧子并发者。

严仲文者，为严独鹤之族兄，其戚马姓，即著名帽商马敦和，病孩，其外甥也。婴孩可三岁余，病属痧子，兼有急性肺病。痧子原无有不咳者，咳畅者不足虑，有初起咳即不畅者，其病急速增剧。大都初起喉痒而咳，继而痒处不仅是喉头，渐渐下移向胸膈。喉痒而咳，咳即其痒减少，暂时可忍，则咳为之略停；

355

至痒处下移，虽咳，其筋肉运动之力，不能及于痒处，则咳无已时。详所以发痒之故，颈肌及肩背之肌感寒，则鼻塞而喉痒。此在解剖上虽不能寻得其途径，就形能言之，必颈与肩背之浅在感觉神经与喉头及鼻黏膜直接相通，有此呼彼应之功能。在外者感寒，则兴奋而抵抗，此时在感觉则为凛寒；在外者既起抵抗，在内者同时应之。外者司毛窍之启闭，抵抗之法，一面收束以为闭锁毛窍，一面却调集体温以拒外寒；在内者抵抗之方法，促进壁膜下小腺之分泌，其所分泌者为黏液，所以保护壁膜。盖此时内部之感觉神经较平时为灵敏，增多黏液，使从外面呼入之冷空气不与壁膜相切近，则可以减少冷之感觉，此即其所以为保护之意义。然分泌太多，则喉头反觉有物为梗，觉梗则咳而祛之。其在鼻黏膜，命意亦同。喉头所分泌者为痰，鼻黏膜所分泌者为涕。喉头祛梗祛寒之方法以咳，鼻腔祛寒祛梗之方法以嚏。此所以伤风之初一步为肩背凛寒，继一步为咳嚏交作。感觉过敏，呼入之空气冷，冷则咳；分泌过多，反觉有物为梗，觉梗则咳；在神经促进分泌与所分泌之黏液经过壁膜时，必觉痒，觉痒则咳。咳之原因既多，更无自然减退之理。因剧咳，喉头受物理上刺激，体温自然奔集，则为炎肿，故在外因体温集表而发热，在内因壁膜炎肿而喉痛，几为伤风之公例。又肩背受寒，则喉头与鼻黏膜应之，喉头炎肿，则气管壁之神经、腺体应之，其病乃渐进而渐深，此即喉痒渐渐下移之故。喉头炎肿则痛，总气管炎肿则痰多而痒下移，支气管炎肿则因气管缩小之故，呼吸均感困难，鼻翼举筋应之作势助其开张，则为鼻孔扇动而气急，故见鼻扇气急，可以测知支气管已发炎。须知支气管炎肿，绝对不是细故，此后一步，即病及微丝气管，既及微丝气管，即全肺皆病，遍身浮肿随之而起，脑症亦继起，而病不可收拾矣。

　　至痧子与急性肺病同发者，因痧子本多数以咳嗽为诱因，当其咳时，治之不当，极易由寻常伤风由浅入深而成支气管炎证。既见气急鼻扇，其毛窍必闭，多数无汗，纵有汗亦属漏汗。司汗腺之纤维神经启闭不灵，不能与血行相呼应，如此则痧子不得出，故痧子而兼见急性肺病者，为恶候险症。无汗者当以麻黄汗之，以剧咳之故，气血皆上壅，热甚而火化，必须佐以凉药乃应，故麻杏石甘与葛根芩连合用，乃此病之特效药。其有汗者必须和营，葛根、桂枝乃特效药。葛根嫌其升，则佐以芩连石膏，凉则下行故也。桂枝嫌其热，亦佐以芩连石膏而小桂枝之量，或竟不入煎，仅将桂枝泡汤代水煎药。所以然之故，葛根能诱发，为初期痧子必需之品；桂枝能刺激表层皮肤司汗腺神经，在阳证漏汗之病，非此不止，泡汤虽力薄，无阳盛用热之嫌。协以小麦、牡蛎，则为效良也。此种止汗方法，古人谓之和营。营和则肺气得通，更得凉性药消炎，则气急可平。此种治法，是极平和者，有病势甚剧，前此已经误治，气急鼻扇异常之重者，则此种药尚不适用，当从速以细辛开之。细辛，重则三分，轻则一分半，以五味子监之，以杏仁、象贝为引经药，用甘草调节其悍性，以顾正气，仍得用黄芩、知母等为佐，以消炎肿，为效之良，捷于影响，此即小青龙汤中之特效成分，有汗去麻黄，热甚去姜桂。仲景本不教人死守其方，何得不变通用之？今之儿科，值此等病，往往放胆用葶苈，以为既非虚证，肺气壅盛，当然可泻；不知肺气所以壅，由于卫气被束，解外则愈。其细辛证因支气管炎肿收小，因而窒息，此为闭证，开之则愈。泻肺是诛伐无罪，徒令肺虚，虚则喘乃益甚，外层则因外感失治而营卫不和，里面则因药力而增内伤。体工之本能，既须救济外感，复须救济内伤，其势不给，脏气乃乱，生命在旦夕间，虽有善者，用药亦感困难矣。又有用槟榔者，其流弊如采芝里陆姓医案，其为祸亚于葶苈。又有用石斛者，病在阳经，早用此物，遂遏热入里，热既不肯退，痧子亦不得出，浸成大患。凡此皆若有意与病为难，时医则专喜用之，其病在无学理，无标准。马姓小孩，即兼尝各种误药者，葶苈、槟榔既皆犯之，石斛尤多，自余接手治疗时，其病已半月许。余见其舌尖光，气促鼻扇，知其为急性肺病，兼泄泻内陷，痧子不得出者。先为解外，更事外熨，痧子透发，热乃骤高，却继见脑症，于是施以惊风治法。治之十日，诸恙悉瘥，而耳下、颈项间结毒，因延外科。讵外科某，程度幼稚，不敢开刀，仅用咬头药。延之两日，内膜破，遂无法挽救，功亏一篑，甚可惜也。此病与拉圾桥吴姓病同，但吴姓小孩，结毒在面部之中央，鼻筛骨之下与上颚之间，则开刀较难。然苟能于适当时期，令于口内上鄂出脓，未始不可活。其后吴姓尚疑不预先消毒为误事，有函来诘问，兹将来往两函并医案列后，亦足资参考也。

来函

铁樵先生赐鉴，久未敬候，为念即维，公私顺遂，潭第集吉，为颂无量，径启者。今春，小儿患痧，危险已极，得先生诊治，渐见庆生，合家欣慰，曷可言宣，鸿恩硕德，诚没齿不忘也。至后病者鼻部发现黑点，蔓延甚速，迭经中西医治，佥云受毒已深，无可补救，不一日即亡。以九死一生之际，尚赖先生保其小命；何在一死九生之际，反而疏忽，不解其毒，竟殇其命？为父母者能不心痛乎？素考治小儿痧痘后必清其毒，况先生曾用蝎尾、蜈蚣诸毒药，岂可不解？抑先生竟明于一世，而糊涂于一时耶？伏念先生驰誉医界，又系书门相传，经验饱学，当必有所根据，千祈示函，借释疑窦，感盼感盼，即请。

大安

吴荫蕉顿首十月廿七

吴姓小孩医案

初诊庚午四月十七日

痧子满布，气急鼻扇，手脚瞤动，并见抽搐、目封。前曾泄泻，现已止。舌苔黑，舌质不绛。病属痧子透发不彻，兼见急性支气管炎及脑症，委属万险之候。近来救治如此者五人，仅愈其三，其不愈者，乃前此重药创其内部故也。

乌犀尖三分　象贝三钱　苏子三钱　川连三分　无价散一分，冲　大生地三钱　杏仁三钱　炙草六分　胆草三分，炒　安脑丸一粒

十八日改方，原方加如下之药。

蝎尾二分，炙，研，冲　钩斛三钱　胆草加一分　新会橙汁一酒盅

同日复诊，前方无增减，加羚羊尖一分。

三诊四月十九日

脉甚缓滑流利，是好脉。惊尚阵发，鼻扇亦尚未净除，气急则较平。似此情形，或者有希望，乐观未能也。

乌犀尖二分　钩斛三钱　川连三分　大生地三钱　羚羊尖一分　西洋参一钱　川贝三钱　安脑丸二粒

四诊<small>四月廿日</small>

现在较好。本是阵发性，大约夜一二点，当再见抽搐。脑病与月亮有关，月到天心，其发必剧。苔剥，涎黏，肺燥甚，金蜈散勿服亦好，拟以五汁饮法调之。

天麦冬<small>各六钱</small>　新会橙汁　蔗浆　鲜生地<small>两</small>①　地栗汁　薄荷<small>钱半</small>

上，冬、地亦捣汁，用沸水浸绞。各汁皆用半酒盅，加童便半茶杯，以莲子羹匙频予服。入夜仍服安脑丸。

附金蜈散方<small>此方未服</small>

蜈蚣<small>一节，炙</small>　蝎尾<small>五枚，炙</small>　丹皮<small>一钱</small>　元参<small>一钱</small>　天麻<small>三钱</small>　冰片、元寸<small>各一小豆许</small>

上药研细，每服仅一挖耳之量，石斛汤下。

五诊<small>四月廿一日</small>

症情瑕瑜互见，但好的方面居多，当然是有希望。现所吃紧者，在咬牙及脉数。

天麻　独活　桑枝　归身　川贝　钗斛　滁菊　大生地　虎骨　知母　杏仁　扁衣　云苓　安脑丸

廿二日拟方

大便太多，须止之。

江西子　川贝　炙草　归身　钗斛　云苓　焦

---

①　两：原书此处印刷有缺漏。

谷芽

六诊廿四日

痧回热退，惊定脉平，神志恢复，是已庆更生。尚咳，遍身白痦，舌有斑，是余波尚剧。因病重异乎寻常，故虽过峰险，犹视等闲之病为重。

人参须　杏仁　橘红　紫菀　麦冬　炙草　川象贝　桑皮　归身　款冬　云苓

七诊廿七日

面部肿是结毒。其内部已无病，热退脉亦平正，神气清楚。此须托毒向外，一面延外科开之。

生芪　姜半夏　炙草　川象贝　归身　西洋参　云苓　橘红

覆函

荫蕉先生台鉴，尊函诵悉。弟因事尤，又须检查旧存医案，故迟迟奉复，甚歉仄。十月廿七号尊函，有两层意思：其一，通常治痧子后须解毒，问弟治令郎何故不予解毒；其二，弟曾用蝎尾、蜈蚣等药治此病，尤其当以解毒为先务，乃终竟不为解毒，致功亏一篑，问何所根据。兹竭诚奉覆如下。通常痧子愈后即无事，所谓解毒，不过分利清血药，如生甘草、活贯中、鲜生地、赤猪苓等，此种药力量甚薄，并无许多效力。令郎之病，不但是痧子，乃流行性脑症与急性肺病同发，当鄙人诊治时，已入大逆境危险万状之时。假使开场不逆，决不结毒，开场既逆，便生命不保，幸而治愈，结毒是不可避免的。结毒当开刀，那是外科方面事，弟实不能，故最后一方案中，声明须另请外科。至外科医生不能开刀，是当问之外科，弟不敢强不知以为知。色脉好，神气好，毒聚于一处，所以用生黄芪托毒者，即是保护内部，使其毒不向里陷。当此之时，外科医生说无法可想，然则神昏、壮热、抽搐之时，本用外科不着。不知外科医生有法想之时，是何时也？至于蝎尾，本惊风必用之药，并无所谓遗毒。金蜈散本是丹溪方子，蜈蚣去头尾，和入他药，只用一挖耳之量，亦万无因此结毒之事。况记得阁下曾为弟言"蜈蚣未服"，故拙方中有"不服亦好"之言，是并一挖耳之金蜈散亦未服也。再，解毒无逾于犀角。病毒归于一处而成脓，不开刀而责之解毒药，则开刀之手术，在医学上为无用矣。就病情讲治，此种大症，最怕是病毒不肯归入一处，若既使归入一处，呼吸停匀，脉搏停匀，抽搐不作，神色清楚，热度清楚，到此地位，内科责任已尽。倘然有人事后说风凉话，不过同业相妒，那是他自损人格，无与我事。至于弟所根据以治小孩之书，为《尊生方》中之

《幼科释谜》，钱仲扬之《药证直诀》，参用《千金方》中治风治痉各条。其他幼科书，虽曾涉猎，并无心得。专此奉覆，临颖主臣。再，痧子结毒，等于已熟之痈，其脓聚于皮里膜外，有一定时间可以维持，当及此时开之，脓出则愈，若延过适当时期，脓聚太多，内膜一破，其脓内溃，立刻危笃，无可挽救，此是事实。外科书中，防内窜有蜡矾丸，所以护内膜者也，此是外科范围内事，弟知之不详。

恽铁樵顿首十一月二日

以上两案，虽皆未愈，其实为正当之治法，论病用药，均可以为法。另有女儿慧协、孙儿龙官医案，病同治法亦同，皆速愈无后患，可参观。辛未正月五日自注

第五期

恽铁樵　著

记自己咳嗽肠病治效 辛未春杪

余自药蛊瘥减而得落眉大风，厥后须发虽重生，然全作白色。余之蛊从治聋来，余之落眉风却从治蛊来，盖得药蛊后，药兼积聚，用耆婆丸下之得愈，手颤亦渐止。然当时急于求治，又因白癜风，服九江散，因虚而食种种补品，偶因九江散与驻颜丹同服，自觉毛孔间绷然作响，如有纤维断绝者，然从此便须眉与发渐脱，遍身之毛亦脱，头部多油汗，其症状如癞，如此者年余。就《千金》考之，当以苦参为特效药。然余病多，胃纳亦弱，苦味败胃，不敢服也。同时肺病、肠病均极深，自问盛年已过，即须眉尽去，亦不必如到彦之之讲风仪，皇皇求治。且自知因服药之故，毛囊及皮脂腺受病，此种皆有代谢作用，旧者坏死，新者再生，其病当愈。因只索听之，亘七年半之久，须发再生再落，然后癞风之症状悉除。然发则灰白，须则全白，终不得复，则年龄当亦有关。今吾所记者，为此病与肺病之关系及治验。余自幼即多咳多唾，盖因肺弱，自得药蛊后，咳乃益甚，动辄伤风，四十五以后，肺萎症状渐著，涕泣俱出，薄痰奇多，喉常痒。某次伤风，咳奇剧，饮宣肺药不效，乃服细辛少许，诅药后涕如泉涌，不可制止，因悟涕多，乃肺虚之证。肺虚不胜冷空气压迫，内部各腺疾速分泌以为救济，多至极点，遂如泉涌。当时只觉涕多，其实痰亦多也。又曾见有伧医治咳用细辛至七八分，其人狂咳不止，咳时非常有力，而涕痰皆薄，余急用生脉加干姜救之，其病遂愈。故辨虚实最难，若误认咳嗽有力为肺实，用葶苈泻之，则适得其反，杀人反掌间耳。余虽自知肺虚，然补肺不效，温肺不效，且积聚药蛊虽愈，肠胃总不和，饮食无味，大便五七日始一行，矢气奇多，又每年秋间必患痢，平日便闭，常觉胃中有物，以故虽饥不能食，若以药泻之则亦痢。旧医籍论痢，不过滞下、湿热、食积、寒湿；有鸦片瘾者，则云烟漏。成方虽多，有效有不效，若烟漏，则多不效。烟客何以漏，则不能言其故，于是烟漏多死。又产后痢、病后痢，与夫兼症痢疾，病症较复杂，古人成方，不能吻合，则亦多死，此皆不知病理之过也。以余研究所得者，痢之为病，从生理言之，则肠神经为病，从形能言之，则肝肾肺三脏先受病，由三脏脏气失职，转属而成。假使三脏不失职，即使秋日偶感寒湿、食积，亦不能成痢，即使成痢，以痢疾成方投之，可以应手而愈，不为患也。

　　凡生物所以能健全者在脏气和，所谓和，无他，饮食之消化、血之运行、淋巴之吸收、内分泌之制造，各不失职，供求相应，不多不少，在内部则新陈代谢，秩然有序，对外界则温、凉、燥、湿，应付适宜，若是者，谓之和。食物太多，不能充分消化，则伤食，温、凉、燥、湿不能适当应付，即不能充分消化，因不能充分吸收，则营养不良。恐则气下，怒则上薄，忧郁则涩滞，淫荡则散乱，如此者，其血之运行，不能循常轨。血行过于疾速，与心房瓣膜之力不相应，则瓣膜闭锁不全，血可以倒行，吸酸除碳之作用不能充分，新陈代谢乃以渐失序；血行过于涩滞，则脉管血液渗漏者多，组织中乃有过剩之水分，有所羡即有所耗，于是供求乃不相应。经云：味归形，形归气，气归精，精归化。化化乃能健全，故养生目的，期于能化，欲其能化，须先有以前三项。供求不相应，新陈代谢失序，是先无前三项，病且丛生，更何有于健全。瓣膜闭锁失职，病灶在心，然实是神经为病，从忧郁来，故其源在肝。消化不良，病在胃，其有因忧郁而病积聚者，则病亦在肝，肝逆胆汁不降故也。容易下痢，为肠胃不和，为阴阳不相顺接，从食积与湿论治，浅者效，深者不效。因病是积与湿，而所以成病，却是肠神经不能调节，然从神经治仍不效，因此病就形能上考察，其源在肺，肺虚则肠虚，肺健则肠健，肺寒则肠寒，肺热则肠闭，此其解剖上理由若何，不得而知。惟肺虚寒，涕泣俱出，咳多薄痰者，最易患痢。肺与大肠相表里，肺与皮毛相表里，感寒可以成痢，停积亦可以成痢，则因毛窍不固，肠胃不和，而其原因则在肺弱。假使能从肺治肠，则痢疾殆为有不愈者。然欲得相当治法，却非易事。湿之为病，一者因血行太缓，脉管渗液太多；二者淋巴细胞不健全，不能充分吸收。但此二者都非病源，其真病源是肾。《内经》之所谓肾，观其论天癸，可知是生殖腺，而其各种对于肾之议论，亦皆指生殖腺之功能。故《内经》之所谓肾，非指司排泄小便之内肾言也。凡腺皆一个系统，全体之腺，有荣枯相共之势，此验之形能而甚确者。凡肾腺中毒而萎，则皮脂腺亦萎。三期梅毒与夫潜伏性之较轻者，无不见之于面，即因面部皮下小腺变性之故。肾亏而见瘰疬，即因肾腺萎缩，内分泌供不应求，甲状腺及副腺起代偿以应之，故病此者，恒见水不涵火之症象，此皆各腺与肾腺同荣枯之显著可征者。是故湿之为病，其病形为组织下有过剩水分，若问何以过剩，则因淋巴细胞吸收不健全。凡皮下小腺皆属淋巴系统，此等腺坏，则水分过剩，亦惟肾腺中毒，然后此等腺坏，此在病能上皆予人以灼然可见者。湿病大别之为两种，达表者为皮肤病，在里者为组织无弹力。最初一步，必身半以下受之，以故古人谓"水曰润下"，又以湿邪归之太阴。《伤寒》以腹满为太阴，是太阴云者，该腹部与肠言也。湿之后一步变化甚多，若脚气，若水肿，若神经瘫，若脑水肿，如其平素有神经过敏症，肠神经硬化，则为痢疾，吸鸦片者，往往患痢，亦因此故。鸦片兴奋神经，脏气不匀，胃先受病，以故瘾家舌恒中剥。凡见剥苔而燥者，阴不足，其人必心跳、艰寐、便闭；苔剥而润者，湿有余，不在外而为皮肤病，必在里为腹满，新秋寒湿应之，小有不慎，即成痢矣。又从形能深求之，凡肺健全者，其面色必华（皮下腺不坏），其声音必亮（音带有弹力），其呼吸必匀整（经云："肺为傅相之官，治节出焉"。所谓治节，指呼吸匀整。呼吸匀整，则吸酸除碳之功用健全，各脏气皆安详有序，故云治节）。外呼吸良好者，内呼吸亦良好（内呼吸指动静脉纤维相接处，可谓动静脉之枢纽，其重心在腹部，道家所谓丹田气海，当即指此）。然则肺有弹力者，必不腹满，而患慢性腹满者，其肺必不健全。准此以谈，岂古人"肺与大肠相表里"之说，即从此处推考而得之公例欤？

余之病在上则涕泣俱出，涕泣俱出者，肺无弹力也。在下则大便不行而多矢气，便不行多矢气，是虚闭也。惟其虚而不实，故不任攻，攻之则泻。闭与泻皆肠病也，此二脏病，则内外呼吸皆不健全，宜乎衰象日臻，故食欲、性欲皆降至极低程度。就形能言之，可谓由肺病肾，由脾病胃。脾即指腹部，盖言脾脏之领土该大肠言之，非谓脾脏本体也。脾与胃，肺与肠，皆古人所谓相表里者也。脾、胃、肺、肠既病，阳亦随萎。四肢百体无不休戚相关，然而病能上必有以次递及之程序。凡肺病者，肾无不病，肾病者，肺无不病，故曰"肺肾同源"。就生理言之，即外呼吸病，内呼吸亦病，肾腺无所资，故肺病者，肾当其冲，然则"肺与大肠相表里"与"肺肾同源"两语，是一件事，非两件事矣。余因肾病尝服龟龄集，此药以鹿茸为主要成分。余之服此，意在治肾以疗肺，然不但无效，结果乃使眼眊不明，眼白渐向里包裹虹彩，此肾热证据也，亟用天冬、地骨皮、泽泻等以为救济，而涕吐、咳嗽、肺萎证状益甚。又尝服鱼肝油，意在使肺增弹力，庶几由肺以疗肾，然初服似效，继则不适，亦绝无效果，尤劣者，在不能食，凡物入口皆变味，自知味蕾神经无病，其所以变味者，乃胃中化学成分变性，然总不得适当药物。如此者亘五年之久。余于人生观略有理会处，雅能年命自安，即亦不戚戚于修短。旋读《素问·阴阳应象论》云："清气在下，则生飧泄，浊气在上，则生䐜胀"。王注甚不妥当。飧泄、䐜胀，当然是病。清气本当在上，浊气本当在下，清浊易位，故云阴阳反作。凡阴阳不易位，虽病易治，易治为从；阴阳易位而病者，难治为逆，故云"病之逆从"。其下文云："清阳发腠理，浊阴走五脏，清阳实四肢，浊阴归六腑"。是即阴阳之常轨，易之，则为反作。余病不能食，胸脘常苦满，肝胆之气皆逆，故肺气不肃，而在下则虚闭，且阳痿，舌根则常有一块剥处，消化不良，新陈代谢不充分。古人所谓中权失职者，吾病似之。又本喜饮浓茶，三五年来虽嗜之，然稍稍多饮，则作水逆，肝阳甚盛，而痰涕皆薄，体瘠火重，而脚湿气亦甚剧。谓为寒有之，谓为热亦有之，燥固有之，湿亦有之，竟莫名一是。古人所谓燥湿不能互化者，吾病亦似之。中权失职云云，望文生义，尚可勉强释为脾胃病，燥湿不能互化，其真相若何，直索解人不得。况肺与肾，清之、温之、攻之、补之均不得要领。大便之虚闭既不可攻，胃之无食欲更不能补，此其病当如何治？今年春杪，偶寻释《素问》"七损八益"，重为解释，于阴阳反作句，恍然有悟。盖肺肾脾胃病皆病灶，治神经、治腺、治湿、治萎均是头痛医头，阴阳反作乃病源，不治病源，枝枝节节而为之，宜乎不效。乃先服温白丸攻之，更作附子鸡鸣散中剂冷服，服丸四日，服散两日，体气骤变，胸满除，饭稍增，大便厚而润，寐酣，皆数年来所未有者。余虑药力太暴，不复继进，然病机则已转，逆料此后治肺肾、神经、腺体为效必良。盖清阳发腠理，浊阴走五脏，清阳实四肢，浊阴归六腑，阴阳复其故常，则无燥湿不互化与夫中权失职诸弊，纵尚有病证，攻补皆可应手，所谓"味归形，形归气"，可以循序调摄，次第程工，故云得适当治法，非易事也。

第六期

铁樵　口授
女儿慧庄　笔述

记陶小姐食积不愈症

陶公为余族姑丈，即为余序《伤寒》者也，其女公子，年十四，七月间患病。病为发热，肢凉，舌色从寒化，脉沉微，口味甜，胸脘痞闷而呕，此外无特殊证据。其口味甜异常之重，自言满口是糖。其起病原因是不谨于口，饼干、油腻、冷面、西瓜、香瓜，恣其所欲，病孩从祖母食宿，祖母溺爱，故多食如此。中宫窒塞，肌表容易感寒，因而发热，此亦极寻常事。然予退热药不应，予消导药不应，病三日，为势转剧，口味甜更甚。于退热、消导药中，加槟榔六分、厚朴四分，得之遽厥。病孩自幼即患湿气，遍身多湿癗，频发；又，月经尚未行而先有白带，此种为先天性伏湿。凡六淫之邪，各从其类，湿胜者脾应之，亦固其所，病在六七月之交，亦为太阴主令之时，湿胜之候，既不从热化，则为寒湿，在理当温。然口味甜是胃部窒塞，肝糖不向下行，胃中部膨胀，两头俱闭，胃气

372

不伸，所以舌上无苔。究竟大剂黄、附只能祛寒化湿，是否能祛此肠寒胃实之食积，实所未达，故展转思索，总不敢用。此事迄今已八九年，常常考虑，至今亦不能下得断语，至所以知其肠实者，则因绕脐痛，拒按，但口味甜，并不神昏谵语，唇舌亦全无热象，是否可以用大承气，至今亦不能下得断语。当时自问学程不及，敬谢不敏。其家乃改延西医某君，此医与余为旧友，经渠诊断，以为是积，宜涤肠，当时灌以两磅肥皂水，得胶黏黑粪可两磅许。明日再延诊，谓当再灌肠，仍用两磅肥皂水，得胶黏黑粪较昨日更多，而神昏益甚。是夜，病孩手足遂反捩。第三日再灌，再得黑粪多许。连灌五日，无日不有多许之粪，神昏与手足反捩都与日俱进，此时西医毫无把握，病家步伐已乱，巫婆、单方并进，又三日，溘然而逝。余所以记此病者，因此八九年中，遇类似之病，潜心考察，发见形态上一显明之公例，即中部窒塞，手足必然变相；见手足反捩，即可以知中部必然窒塞。因而悟得古人谓"脾胃主四肢"，即从此等病症多数之中求得公例而下之定例。《伤寒论》手足**漐漐**汗出，仲景主急下，用大承气，亦即同此公例。不过手足汗出，较之手足反捩，病有深浅。吾又悟得，凡胃中部膨胀，胃之下口必闭，下口闭则上口亦闭。因上口闭，病人必呕吐，滴水不能入；下口闭，其中脘必膨胀而拒按。如此则其舌必无苔，而且必见寒湿化之舌色。盖热化之黄苔，与口中之臭气，皆胃气得达于口之故，故胃中热，口中有热象可见。若胃之两头闭塞，中央膨胀，则口舌与胃之关连亦复隔断，如此则无论如何，舌上不得有苔，而胸脘则必痞闷拒按；又进一步则见甜味，故见甜味者，是积，是胃气被窒，必然兼见呕逆。通常以甜味为湿，引《内经》"稼穑作甘"为言，此则望文生义，不善读书，不能灼知体工如何变化而得见甜味。既不明其理，则用药亦遂无标准可言，此之谓纸上谈兵之医学。吾又悟得，凡肠实者乃可攻，然肠实而见黄苔者，其人肠虽实，胃部并不实，是则古人谓"上中下俱实，是大承气症"，此语亦在可商之列。吾又经仔细考虑而知，小肠与大肠之交有括约筋，凡因食积而腹痛者，即此括约筋与食积相持之故。因此括约筋之地位，与脐纽带最近，而手足反捩即此括约筋受伤之故。曾经数十次经验，千真万确，毫无疑义，是则此处运动神经与手足之运动神经为一个系统，或者竟是同一单位。吾又因诊吴振寰之病，悟得肛门有神经直通头脑。彼盖因割痔而患脑症，西医不能治，乃延余，治之十七日而愈。但其病虽见脑症，手足则不反捩，此可以与前案互证，而知肛门之神经与手足之运动神经不是一个单位。吾又留心考察，凡肠胃俱实，在腹部绕脐痛，在胸部拒按而呕，舌上无苔，口味甜而手足反捩者，都不救。或者有治法，为余未尝发见，亦未可知。余近来之主张，反对纸上谈兵之医学，处处以实验为主。凡此所记，字字从实地经验来，弥复可贵，读者其注意毋忽。

近来所见痧子坏病三则

痧子，西医书如《欧氏内科学》谓原理不明了，余从形能推测，并无不可明白之处。通俗有正痧、非正痧之说，大约以小孩未曾出过痧子，不论襁褓、孩提，但是第一次出者，谓是正痧；其第二次以后，则谓之风痧。此说不甚妥当。就实地经验言之，正痧、风痧当以病情为断，不问其是第一次、第二次。旧说谓"痧子出于胃，天痘出于肾"，则甚确。凡患痧子，初起必发热而不能食，出透之后，则热退而思食，且其发热所见之症状，都是阳明经症；其舌质必绛，其唇必燥，上逆则泛恶作呕，下陷则泄泻，皆病在胃之证据。其所以泄泻，因胃与肠不相协调，并非病在肠。又，旧说谓此病兼肺，亦确。盖痧子无有不咳嗽者，咳则出，不咳则不出；其初起不甚咳者，乃是咳不出，并非不咳。初步失治，不事宣达，往往因咳不出之故，转属而成急性支气管炎，此尤其可以证明"病在肺"之说为真确。据余所知，痧子之病源，是血中含有毒质之故。其毒质之来由，是血行不循常轨，老废成分与体工本能之自然力不相协调，因而自身中毒，并非如伏湿等有外铄之毒质。春季风温，本不定出痧子，因失治之故，血郁于上，延时既久，体工起自然救济作用，最后皮肤见红点而病得愈者，往往有之。以此为例，故知此病是血分自身中毒。惟其如此，所以经过一度痧子之后，必须三五年，十余年然后再见，西人谓之免疫性。此"免疫"二字，亦尚在可商之列。若烂喉痧确是流行性疫症，其与寻常痧子不同者，乃痧子之外再加疫毒故也。

痧子发热，通常谓是感风寒而发热，就实际言之，乃是血脉运行先不平衡，肺与胃不相协调，毛窍容易感风，胃部不易消化，然后见感冒症而咳嗽发热。观痧子不热不出，则知发热亦是体工救济作用。痧子之咳嗽，通常谓是肺为风束，照西国说法，当云"咳嗽是发热之诱引、痧子之前驱"。但此说亦非真相。观痧子顺者，咳嗽畅；逆者，肺气闭。又，痧子已回，热已退，咳嗽常为最后愈之症，则知咳嗽乃体工自然力使痧子透达之一种方法。既明乎此，则痧子之为病，应当如何治法，可以彻底了解。

见点，通常谓之出痧，热则出，不热则不出，出透则愈，不出透不得愈。于是可知，西医治此病，见高热恐其转属脑症，因而用冰者，非也。咳既是透达之方法，则可以推知见急性支气管炎之危险。因支气管炎是肺闭（参观《病理各论》"急性支气管炎篇"），其所以闭，是肺与表层汗孔交通不利，是即通常所谓"肺为风束"。肺与汗孔交通之途径，古人知之甚悉，常用两语以明之，曰"肺主皮毛"，曰"肺之经气"。当见支气管炎肿之病症，治之之法，莫妙于恢复其经气，却不可勉强开肺。用麦冬、五味子、细辛，效果良好，即因此方是恢复肺之经气之故。盖病态是生理变相，一用此药，遂复其故常，是拨乱反正手笔。西人治此病，用酸素助肺呼吸，其效果不良者，即因勉强开肺之故。盖勉强开肺，体工之本能为药力所持，不得伸展，处处感窒碍，故病反不得愈。是勉强开肺，乃揠苗助长手笔也（拙著有《医学平议》颇涉及此事，可以参看）。

由以上所记观之，可以知痧子之为病，顺生理以为治则生，逆生理以为治则死。发热、手脚热、面赤、目赤、剧咳而爽者，虽高热亦生，手脚冷、人王青、咳不爽、鼻扇者，此其体工为乱，不能拨乱反正，无论如何必死。因发热之故，气血皆上行者，可以得生，因泄泻之故，气血皆下行者，必然致命。以上种种，所谓生者，皆顺症；所谓死者，皆逆症。见逆症而使之顺，即为良医；本顺症而用药使之变逆，即为庸医。此为甚明白晓亮之理论。准此以谈，则吾后方所记之病案，庸医当无所逃责。吾所以详尽言之者，欲吾党有所遵循，知炯戒也。

案一：朱姓小孩，可四五岁，今年三月初来诊。面色白，唇舌并不绛，面上有已枯之小点，其小点与已回之痧子不同。痧子，当其发出时，颜色鲜明；当其回时，作暗红色，隐于皮肤之下，皮肤之外层，平滑无痂。此则如焦头瘩子，有小黑痂，脉尚无他。而病孩躁甚，反侧都无所可。问其病状，先起发湿气，其后出痧子。余思此必痧子未透，否则不躁；又，此必误服大剂温药，然后面色发白。问：果曾服温药否？病孩之母示余前诊之方，初起麻黄四分、七分，其后葶苈一钱、钱半，其后附子三钱、黑锡丹五钱、磁石一两。附子、黑锡丹方服三五剂，麻黄、葶苈各两剂。余谢不能治。约延喘四五日而死。

案二：一黄姓小孩，兄弟两人，大者九龄，小者五龄，皆出痧子，皆逆，小者为尤甚。大者汗出不止，咳不爽，无力，神气委顿。小者咳不爽，不能啼，唇舌都从热化，手自搔鼻，咬牙，寐中惊悸，兼之泄泻；最奇者，喉下锁骨及缺盆约四寸许方积，隆然肿起，按之中空，皮层甚厚，并非水泡；其余症象是阴虚而热，兼惊，兼急性肺炎。检其前方，则麻黄、葶苈、附子、鸡金，其余寻常副药。麻黄两剂，葶苈两三剂，附子两剂。余思此亦坏症之必死者，其缺盆处之肿，则属创见，因谢不敏。病家强之，因为治大儿，其小者阅四日而死，大者用止汗药得愈。

此两案极有讨论之价值，今设为问答以说明之。

朱姓孩，初诊时即知其必死，因面白而躁烦。（问）面白色，为痧子所忌，然未必便死。今云必死，何也？（**答**）痧子，面色白者，有两种：其一，痧不得出而面色白，其热必向里攻，其人王部必隐青，必然咳不出，其甚者气急鼻扇而泛恶。此是闭，闭者开之，可以生。其二，痧子已出，忽然隐没，则面色亦白，咳不出与上条同。咳不出之外必然再见泄泻，其面色必形不足。如此者是陷，陷者举之，可以得生。今朱姓孩，面白而躁，既不见气急鼻扇之闭症，亦不见泄泻之陷症。所谓躁者，神色不安详，横直都无所可。此种病在肾，一望而知是误服温药，其受病最深，故云必死。（**问**）面白之原理，是面部贫血。凡热病，因肝胆之经气上行，气血皆壅于上，则见壮热而面赤；若因受寒，太阴受之，大便泄泻，气血皆下陷，则面部贫血而色白，故讲义常说"热则上行，寒则下陷"。今云"面白而躁，一望而知是误服温药所致"，温药当然是热不是寒，乃气血不上行，面部见白色，何也？（**答**）凡热病，热则上行，寒则下行，本是公例。若用药，则固有凉而上行者，薄荷、葛根是也；温而下行者，附子、肉桂是也。朱孩面白，假使是热向里攻，则人王部必隐青，手脚必冷；假使下陷，则必泄泻而见不足之症。今不尔而躁，躁者面当赤，今反白；横直都无所可，其发作阵，当其稍差时，神气亦绝对不安详，是为阴躁。阴躁者，肾热之症也。肾热而至于血不上行，面部见贫血色泽，假使非甚重之大温药而又药位在小腹如附子者，何至于此？此一望而可知也。

（问）第二案，锁骨下、缺盆处隆起，何也？（答）此为创见，余亦不知。其理有可以明了者，彼用麻黄虚其表，复用葶苈泻其脏气，更用附子以温之，又用鸡金以补之，则生理之经气，因药力之蹂躏而乱其途辙。其肿处在锁骨下者，可以测知葶苈与鸡金同用，则其药位在锁骨之下、缺盆上部。余忆其方中有白芥子一钱半，连服三数帖，此亦有关。盖非此物之去痰协以附子之下行，则其皮层必不扩然而空，此亦推理可知者。余曾见一事，附识于此，亦足以资炯戒。有一龚姓小孩延诊，本是痧子，药后遽吐血。检其前方，乃细辛与鸡金同用，细辛四分、鸡金三钱。痧子兼急性肺病，本非麦冬、五味子加细辛不效，但细辛只能一分，若用至三分以上，虽当用，脏气亦吃亏。今却加三钱鸡金以销闭其肺气，复用细辛开之。此犹紧口毛瑟，本是枪弹大、枪管小，弹子之在枪腔，本须挤逼而出，乃制造者犹惟恐其不伤人，更加一道来复线，然后其挤逼之力陡增十倍、百倍。今用细辛四分，加以鸡金三钱，与枪腔之有来复线同一设施。此种坏症，扁鹊复生，何能为力？此其事与黄姓小孩蹊径不同，而用药之荒谬则同。以故鄙人平素主张治医必须明原理，否则虽有良方千万，等于无一方也。又，黑锡丹与附子之用亦有分别，附子性温，药位在小腹，黑锡亦然。用附子之正当标准，热病汗出肢凉而恶热，其所见症状是太阳虚症从寒化者。太阳虚症从寒化，即仲景所谓少阴证也。少阴之病位在小腹，故与附子吻合。其他太阴证湿病而兼寒化，是用附子第二标准。其他用附子以补阳，或者用以行药，附子都不处于主要地位。然与黑锡丹不同。黑锡丹，硫黄为之主，锡灰为之佐，其药位虽在小腹，其功用是补火，是镇坠，其用之标准是肾喘痰多，病从寒化。此宜于高年，或虚劳肾衰无阳。此外或有其他作用，余则不知。其效力之久暂，亦与附子不同。附子不与补药同用，其有效之时间不过一日、半日；黑锡丹则力量非常持久，用之不当，其祸患常在三五日之后，是亦不可不知者。（**问**）今有医生喜用附子，且喜用大量附子，无论伤寒、温病，一例附子施之，亦无论太阳、少阳，无所之而不用附子。假使杀人，则其门当可罗雀，营业有关，彼虽不肖，亦不至肆无忌惮。今用之多而营业转佳，必其杀人者乃偶然，幸中者乃多数。于此亦有说乎？（**答**）此余经多年研究而后了然明白者，第一是阴阳胜复关系，第二是地理关系。

欲明第一项，须先明白六经标本中气。余于《内经讲义》中曾略言之，年来更有所得，此种说明不厌其详，故不嫌重复，再申说之。所谓六经标本中气者，太阳之本气是寒，标气是阳，中见是少阴，少阴之本气是热，标气是阴，中见是太阳。本气者，天之气，标气者，人之气。中见者，阴阳胜复之可能性。就事实上说，本气是寒，即天气寒，标气是阳，即人之气是阳。冬天天寒，人身则热，盖非热不足以应天之寒气，夏季天热，人体则应之以阴，故夏日人之肌肤凉，假使不凉，不足以应天气之热。故本气阳，则标气必阴，本气寒，则标气必热。标本同属阳，则中气必阴，同属阴，则中气必阳。其实人身之温度，冬夏并无异致。然人体之温度，不随天气之温度而升降，而常维持一种相对现象，若互相抵抗者，却是事实。不过此抵抗之作用，平时不甚显著，病则非常明显。故人之伤于寒者则为病热，而伤于热者则为病暑，病热则血行之速率亢进，病暑则汗出而心房衰弱。古人既明白此种事实，于是为之下定例曰"冬至一阳生，夏至一阴生"。冬至一阳生，寒之甚而阳随之，夏至一阴生，热之甚而阴随之，故曰"重寒则热，重热则寒"。中见云者，即指其不病时所含之能力而言。故少阴热为本，则太阳之寒为之中见，太阳寒为本，则少阴之热为之中见，此之谓一阴一阳之为道。其燥、湿、风、火亦同此理。惟六气之化，只有太阳、少阴是阴阳胜复，其太阴、阳明则燥从湿化，其少阳、厥阴则风从火化。此其所以然之故，厥阴主春，少阳为之中见。古人解释少阳之火化，谓之相火。其实"相火"两字，含义不甚明显，今从事实上说明。少阳之火乃生气也，大约无论动植，非有此种热力则不能生，太阴之湿乃润气也，无论动植，非有此种湿润之气则不能长。故春生、夏长，风则从火化，燥则从湿化。此种为东方学说，只能就旧有者为之说明。若用西方科学方法，恐不免无从说起。既明白以上所说，则附子之用，虽误不必死，可以晓然明白。盖伤寒则人体应之以热，治疗用热药则人体应之以寒，惟其有此作用，故虽误药不遽死。然不当用而用，必不能去病而反增病，既不能去病而增病，当然是误。经不云乎，当其位则治，不当其位则病，重感于邪则甚，复值其不胜之时则死。是故通常见服热药而反著寒象，以为不误，见服多量之热药，其人不遽死，以为当温，皆未是也。痧子之为病，症结在肺胃，目赤、面赤、舌见火化，假使误用附子，可谓"不当其位，复重感于邪"。痧子病位在肺胃，从火化则兼胆火，当此病情而用大剂温药，造成热极生寒之局，较之所谓"值不胜之时"者更甚，则不死何待？其有未至于峰极，体工之气化能自恢复，幸而得生者，乃千百分之一，不得据此为口实也。仲景惩烧针之误，谓焦骨伤筋，气难复也。此"复"字下得有分寸，即是"阴阴胜复"之"复"。读《伤寒论》者，类多滑过，故其事迄不得明白。

　　黑锡丹之误，较附子为更甚。此种药品，肾脏无火、口味咸、痰饮上泛、汗出肤津、喘而恶寒者，方是对症之药，但亦不过三四分即可以取效。今人多根据宋元人医书，如《扁鹊新书》之类，敢于用大量金液丹、黑锡丹、半硫丸之类，岂知此等医书实是旁门左道，以余所知，晋宋六朝及赵宋时代，此两时期都是道教盛行之时，方士讲导引、服饵之术，多偏于温肾一边，故晋宋六朝人喜服附子，而赵宋、金元之时硫黄盛行。张元素、李东垣、朱丹溪，力矫其弊，而用和平补益之品，此与韩昌黎文起八代之衰，其事适相似，故张、朱、李都称大家。知人论世，此亦治医者不可不知也。况瘰子之病都属小孩，童体一阳初萌，正是少阳，当此之时，岂容以硫黄、附子败其肾脏？此其为误，宁待言说？

　　所谓地理关系者，六气六经之说，本须活看，不可呆诠。一年之中有寒、暑、燥、湿、风，人之一生有生、长、老、病、已，都与六经相应，而地球上寒带、两极、赤道、温带、热带，亦都有其阴阳胜复之迹可循。故热带之植物多属凉性，如椰子、芒果等是也；寒带之动物都属温性，如冰洋之海狗是也。广东人多喜服附子，即是此理。上海虽属温带，而广东、香港、南洋群岛之人，侨寓此间者为最多，为热带人治病，即使误用附子，亦幸中者多，杀人者少。而社会上医生大概良医甚少，庸医甚多，病不得愈，见用附子医生治病多有愈者，遂群以为神，展转介绍，而其人门庭如市矣。通常所谓不得明了者，其真相不过如此，医学之现状若是，何能长此终古？余既明了此事，委有不能已于言者，故特著之于篇，初非同行嫉妒，对人发挥，读者谅之可也。

民国廿三年甲戌春暮